JN047460

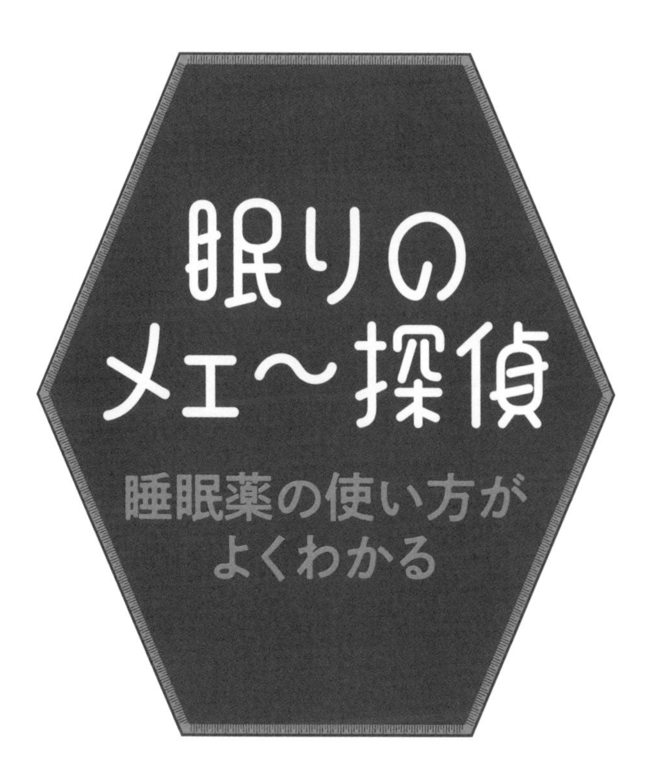

眠りのメェ〜探偵

睡眠薬の使い方がよくわかる

松井健太郎

国立精神・神経医療研究センター病院
臨床検査部睡眠障害検査室

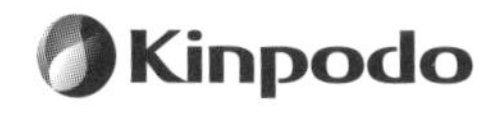

はじめに

「夜眠れなくても死なないから、気にしないで！」

これは病棟回診の際、「昨日の夜はよく眠れなくて……」と訴える患者さんに対し、私の指導医が明るく言い放った一言である。

当時の私はほやほやピヨピヨの初期研修医で、かの指導医は明るくさわやか、バリバリ仕事ができるかっこいい先輩であった。先ほどの発言もなんだか妙に説得力があり、言われた患者さんも「そういうものか」みたいな顔をしてそれ以上何も言わなかった。ポンコツ研修医の私は隣で「はえ〜」なんて思っていたものである。

今考えるとだいぶムチャクチャ言うなあと思う。あれで患者さんが表向き納得していたのは、指導医のキャラクター、免罪符としての「忙しさ」、入院中というイレギュラーな環境、など様々な理由があってのことだろう。患者さんとしてはもっと話を聞いてもらいたかったけれども、一刀両断されて諦めてしまったかもしれない。

寝付きが悪い、途中で何度も目覚めてしまう、といった睡眠の悩みは、５人に１人ほどが抱えている。日中の機能障害も含めた、不眠症の診断を満たすものも、10人に１人ほどの割合であると考えられている[1]。私のように睡眠障害を専門としていなくても、睡眠の悩みを訴える患者さんにはしばしば出くわすはずである。睡眠の問題を抱えている人たちの悩みは深い。「夜眠れなくても死なないから、気にしないで！」と言い放っていては、激怒される方も少なからずいるだろう。逆に、ある程度根拠をもった対応ができると、患者さんにも喜んでもらえるはずである。

さて、不眠症の薬物療法について勉強しようと思い立ち、治療ガイドラインや総説などに目を通すと、どれも多方面に配慮された素晴らしいものばかりではあるが、同時に、実践的な処方内容、対処法などにはそこまで踏み込んでいないものが多い。「○○については結論が出ていない」みたいな記載に対し「ハァ？　白黒つけろや！」と憤慨した経験もある。しかし、これは執筆側に回るとわかる。ガイドラインの作成、総説の執筆において、十分なエビデンスのないものに対し、良し悪しの評価をするのは適切ではないのである。これは建付け上、仕方のないことだ。

本書は私が書きたい放題書いたものなので、ある程度そのような制約からはフリーである。不眠症の薬物療法について、とにかく「実臨床で使える手法」にこだわり、自分の頭の中にあるものを切り出してみた。とはいえ、長年叩き込まれたお師匠さまからの教えのせいか、根拠のないことを書くのは生理的に嫌になってしまった。できるだけ引用文献をつけるよう心がけたし、十分なエビデンスのないものに対しては、私の主観であることがわかるように書いたつもりである。

それでもお茶を濁している箇所は多少、あるかもしれない。「ハァ？　白黒つけろや！」と思われた方はぜひ、Amazonか何かのレビューにご記載いただけたらと思う。この本が売れに売れ、改訂版を出すことができた暁には、ぜひ参考にさせていただきたい（そうなるといいな）。

2023年11月

松井健太郎

参考文献

［1］ Buysse DJ. Insomnia. JAMA. 2013; 309: 706-716.

目次

Part 1

ここは不眠症患者が絶えない街…

眠れないから睡眠薬？

睡眠薬の歴史

ギリシア神話には「人々に安らかな眠りをもたらす神」が登場するのをご存知だろうか。

「眠りの神」ヒュプノスである。絵画に登場するヒュプノスは美しい青年の姿をしているが、しばしば鮮やかな赤い色をした「ポピーの花」がヒュプノスとともに描かれる（冠にあしらわれていたり、手に持っていたり、庭にたくさん生えていたり、と様々である）。このヒュプノスの象徴たるポピー、和名は「ケシ」である。ケシといえばモルヒネの原料として有名だ（厳密にはopium poppyとして区別される）。ケシの催眠効果については、紀元前350年前後に活躍したアリストテレスの書物、『睡眠と覚醒について』でも言及されている。眠りの神がわざわざケシの花を携えているあたり、その効果は広く知れ渡っていたのではないだろうか。ギリシア神話は紀元前8世紀頃には既に体系的に成立していたらしいのだが、不眠は人類の普遍的な問題として、今も昔も人々を悩ませてきたのかなあ、なんて考えさせられる。ケシのほかにも、アルカロイドを含むマンドレイク、ヒヨスといった植物が、睡眠を誘発する薬草として古代から使用されてきたようである[1]。

不眠症治療における近代的な睡眠薬としては、主に1930年以降、バルビツール系薬剤が用いられた。しかしバルビツール系薬剤は顕著な身体依存が生じるほか、安全域が狭く大量服薬時に呼吸抑制が生じ致死的となるという大きな問題があった[2]。映画のシーンで見られる、「私……睡眠薬いっぱい飲んだの……さよなら……」が冗談でなく、本当に死んでしまうリスクが高かったのだ。実際に著名人が睡眠薬の過量服用で亡くなった事例がいくつも報告された。バルビツール系薬剤は乱用リスクも高い[2]。現在はバルビツール系薬剤を睡眠薬として使用することはない。

1960年代に登場したベンゾジアゼピン系薬剤は過量服用時の中枢性呼吸抑制が生じにくく、バルビツール系薬剤と比較し格段に安全であった（もちろんリスクがないわけではないので、過量服用はないに越したことはない）[3]。しかし、現代においてもその危険性に対する警鐘が鳴らされているように、依存や乱用のリスク、急な中断時の離脱症状の出現が問題であった[4]。1990年代に登場した非ベンゾジアゼピン系薬剤は、抗不安作用、筋弛緩作用が少なく[5]、ベンゾジアゼピンの欠点を多少は克服したものであった。

私が精神科医になった時点では、睡眠薬といえばベンゾジアゼピン系、もしくは非ベンゾジアゼピン系睡眠薬のいずれか（これらを総称して$GABA_A$受容体作動薬と呼ぶ）を指したものである。ところが、2010年以降にメラトニン受容体拮抗薬、オレキシン受容体拮抗薬が登場し、睡眠薬治療は大きく変わってしまった。これらの薬剤は、安全性が格段に優れていることに加え、旧来薬と同程度の効果まで期待できる薬剤である。特にオレキシン受容体拮抗薬が登場してから、これまでの不眠症治療における常識はドンガラガッシャンしてしまったように感じている。本書ではこのあたりを重点的に解説したい。

どうしてテキトーな処方ではだめなのか？

まず前提として、睡眠薬は便利な薬である。「え、眠れなくて困る？　ほな睡眠薬出しておきますね～（ポイ～）」みたいなノリでも、案外いい感じに効いてしまうし、患者さんからは喜ばれてしまう。ステロイドのように使用による将来的なリスクはそこまで気にしなくてもよい（もちろん一部の薬は身体依存・その他のリスクがあるのだけど）。タイトルに逆行するが、テキトーな処方でもまあ、7～8割くらいの人に喜ばれてしまうんじゃないだろうか。そのあたりは私も現実として受け入れなくてはいけないのではないかと思っている。

でもやはり、テキトーな処方ではよくない場面がある。まず、効果の面。きちんとアセスメントをせずに処方すると、全然効かないことがある。例えば長時間臥床しがちの高齢者。本人の理想は8時間睡眠だが、年齢的にそんなに長くは寝られないよ、というケースでは睡眠薬を使っても期待した効果が得られない。が、なぜか飲み始めに結構効いてしまったりするのがまた厄介である。初めて飲んだ日はすごく気持ちよく眠れたのに、すぐに期待した効果が得られなくなり、結果的に服薬量がどんどん増えてしまったりする（それでも気持ちよく寝られない）。長時間臥床に起因する慢性的な不眠は、「難治の不眠です」と私の外来に紹介される際、比較的高率に見られるパターンである（対処法など詳細は後述）。

また安全性の面。合併症を多く有する患者さんに対して、一部の睡眠薬（特にベンゾジアゼピン系薬剤）を処方したがために、せん妄が生じてしまったりする。そんなばかな、身体合併症が多い高齢者にベンゾジアゼピンを処方するわけがないでしょう、と思ってくださる先生方は大変素晴らしいのだが、特に総合病院の当直で、夜間に患者さんが大暴れしている、とコールがあり呼ばれて行くと、あ、ベンゾジアゼピン使ってらっしゃいますね〜、みたいな機会は少なからずあると思う（とはいえ最近は減ってきているかもしれない）。

転倒リスクもみくびってはいけない。高齢者の骨折など、生涯にわたる健康リスクにつながってしまうことがあるだろう。若い方でもお酒をよく飲む方は要注意。お酒と睡眠薬を同時にのむと記憶がすっ飛び（健忘が生じ）、その間の行動は大きな事故にもつながりうる。お酒と一緒に飲まなくたって、一部の超短時間型の薬剤を中心に夢遊病（睡眠時遊行）の原因となることもある。

不眠症治療に限らず、医学的介入は、「より確率が高そうだ」という選択を繰り返すことで、患者さんごとのベストを目指すプロセスなのではないかと思う。薬剤の選択の際には、なるべく効果を大きくし、副作用を小さくしたい。そのためにはある程度根拠があり、自分も患者さんも納得できる治療選択を心がけたい。本書は、病態を踏まえた不眠症に対する基本的な考え方と、治療選択における薬剤ごとの特徴について、重要な点のみにポイントを絞り、解説した。読者の皆さまの日常臨床において少しでも役に立つ場面があれば、あるいは患者さんから喜んでもらえる機会があれば、大変嬉しく思う。

参考文献

［1］ Julyan M, et al. The ancient drug opium. Akroterion. 2011; 56: 75-90.
［2］ López-Muñoz F, et al. The history of barbiturates a century after their clinical introduction. Neuropsychiatr Dis Treat. 2005; 1: 329-343.
［3］ Serfaty M, et al. Fatal poisonings attributed to benzodiazepines in Britain during the 1980s. Br J Psychiatry. 1993; 163: 386-393.
［4］ Pétursson H, et al. The benzodiazepine withdrawal syndrome. Addiction. 1994; 89: 1455-1459.
［5］ Rudolph U, et al. Benzodiazepine actions mediated by specific gamma-aminobutyric acid(A) receptor subtypes. Nature. 1999; 401: 796-800.

Part 2

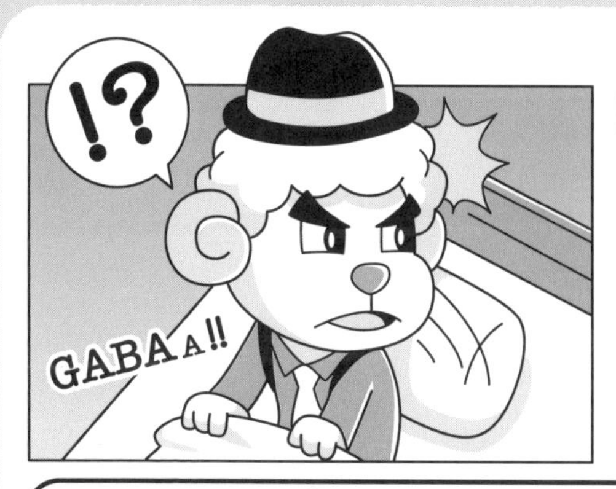

▷ おきる
にどね

Don! Don! Don!

総論：睡眠障害の考え方

睡眠障害≠不眠症

睡眠障害と不眠症は同一視されがちである。しかし、これらが指すものは大きく異なるため、注意してほしい。

私の勤め先での外来は「睡眠障害外来」を標榜している。これは睡眠障害であれば何でも診ますよ、という意思表示である。ここでいう睡眠障害は、睡眠時無呼吸症候群、ナルコレプシーのような中枢性過眠症、さらには下肢の不快感に伴う不眠症状が特徴的なレストレスレッグス症候群や、夜間の寝ぼけ症状を有するレム睡眠行動障害など、様々な疾患が含まれる。不眠症はこのような様々な睡眠障害のうちの一つである。

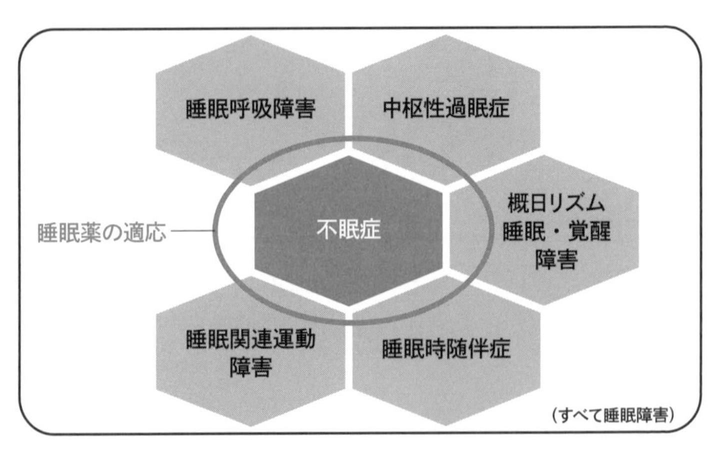

図１　**睡眠障害の概念図**

この本は睡眠薬に対して解説する書籍である。図1に示したように、不眠症以外の睡眠障害にも睡眠薬が使用されることはあるのだが、まずは主な適応となる不眠症の診断基準について解説する。

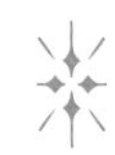

不眠症の診断基準

『睡眠障害国際分類第3版』をもとに、不眠症の診断基準について抜粋すると以下の通りになる（表1）[1]。

表1　不眠症（慢性不眠障害）の診断基準

A.	「入眠困難」、「睡眠維持困難」、「早朝覚醒」のいずれかの不眠症状を有する。
B.	上記の夜間の睡眠困難に関連した、日中の症状を有する。
C.	眠る機会（十分な睡眠時間）や、睡眠環境が適切であるにも関わらず上記の睡眠困難が生じる。
D.	睡眠の問題とそれに関連した日中の症状を、週３回以上認める。
E.	睡眠の問題とそれに関連した日中の症状を、３か月以上認める。
F.	その他の睡眠障害では説明できない。

（米国睡眠医学会. 日本睡眠学会診断分類委員会, 監. Americall Academy of Sleep Medicine: International Classification of Sleep Disorders. 3 rd ed. American Academy of Sleep Medicine. 2014. 睡眠障害診断分類第 3 版. ライフ・サイエンス, 2018より一部改変し抜粋）

上記について一つ一つ解説していく。

A. 「入眠困難」、「睡眠維持困難」、「早朝覚醒」のいずれかの不眠症状を有する。

入眠困難は床に入ってから寝付くまでの時間が30分を超えるものを指す（子どもや若年成人では>20分でよいとされる）。これは理解しやすいのではないかと思う。

睡眠維持困難は、定義上は夜間の中途覚醒時間が30分を超えるものを指す（これも子どもや若年成人では>20分でよいとされる）。現実的には幾度となく夜間中途覚醒を繰り返すものは苦痛が大きいと考えられるものの、中途覚醒後、すぐに再入眠ができるものは睡眠維持困難とはカウントしないので注意。

早朝覚醒については定義が曖昧である（と、わざわざ『睡眠障害国際分類第３版』に明記されている）が、一般に希望起床時刻の30分以上前に目覚めてしまい、再入眠できないものを指す。

B. 上記の夜間の睡眠困難に関連した、日中の症状を有する。

不眠症状による日中の症状としては、①日中の眠気や倦怠感、②注意力・集中力・記憶力の低下、③いらいらなどを指す。上記３つの不眠症状があったとしてもこのような日中の機能障害がない場合は不眠症とは呼ばないのが原則である。ただし「眠ることについて心配し、不満を抱いている」という点も上記の日中の機能障害に含まれることには留意したい。

C. 眠る機会（十分な睡眠時間）や、睡眠環境が適切であるにもかかわらず上記の睡眠困難が生じる。

ここでは生活習慣や睡眠環境による二次的に生じる不眠症状については不眠症に含まれませんよ、ということを明記している。例えば寝るギリギリまで仕事に追われているような毎日ではなかなか寝付けないのは当たり前である。あるいは、エアコンが壊れてしまって、どうにもこうにも暑い部屋で毎晩寝られない、これもエアコンを直さない限り改善されない問題である。これらは厳密には不眠症には含まれない。

D. 睡眠の問題とそれに関連した日中の症状を、週３回以上認める。

E. 睡眠の問題とそれに関連した日中の症状を、３か月以上認める。

D項目はとても重要で、週１～２回程度、夜に寝付けなかったり、途中で起きてしまって再入眠できなかったりする日がある、というのは厳密には不眠症に含まれない。

E項目にある３か月以上、というのは、『睡眠障害国際分類第３版』における「慢性不眠障害」の診断基準である。これより短いものは「短期不眠障害」と呼ぶ。このように分けているのは、後述する3Pモデルにあるように、急性の不眠症状と、持続的に生じる不眠症譲渡では背景が異なるという考え方があるためである。

ちなみに不眠症状が週3回未満であるような非典型例については、「その他の不眠障害」と呼ぶこととなっている。実臨床では「短期不眠症状」だけでなく、週3回未満の断続的に生じる不眠症状に対しても睡眠薬が処方されていたりするので、本稿ではこれらの使用についても解説しようと思う（Part 4の「睡眠薬処方の型」の「“不眠時”頓服薬」を参照）。

F. その他の睡眠障害では説明できない。

これも非常に大切である。

例えば「夜中に何度も目覚めてしまう」という主訴に対しては、睡眠時無呼吸症候群によって生じる睡眠分断が原因となっている可能性や、レストレスレッグス症候群による下肢不快感のために中途覚醒・再入眠困難が生じている可能性を十分に鑑別した後、ようやく不眠症の診断となる。重症の睡眠時無呼吸症候群に生じる睡眠分断は睡眠薬ではもちろん効果がなく、持続陽圧換気（continuous positive airway pressure：CPAP）の適応となる。また、レストレスレッグス症候群による不眠症状も睡眠薬ではしばしば効果がなく、ドパミンアゴニストを中心とした薬物療法が必要である。

このように、適切な診断ができないまま睡眠薬を投与するのは避けるべきである。不眠症に特異的なバイオマーカーはないので、臨床症状や、必要であれば睡眠時無呼吸症候群の検査（例：終夜睡眠ポリグラフ検査）を通じて丁寧に鑑別せねばならない。

しかし一方で、例えばCPAPを使用しようとしてもそもそも寝付きが悪くて困っているケース、下肢の不快感は良くなったが不眠症状が改善しないケースなど、不眠症が併存している、と考えざるを得ないケースもあることには留意したい。

不眠の3Pモデル

ストレスがかかると誰しも眠れなくなることがある。日中、仕事上のトラブルを思い出してどうにもむしゃくしゃして眠れなかったり、あるいは緊張して眠れなかったりするような日もあるだろう。しかし通常、短期的なストレスによる不眠は長続きしない。

先ほどの不眠症の診断基準に示した通り、本来、一過性の不眠で済むはずが、3か月以上にわたり不眠症状が続き、日常生活に支障をきたしているものが、目の前の不眠症の患者さんであると言える。この不眠症の形成過程を示した仮説を3Pモデルという（図2）[2]。

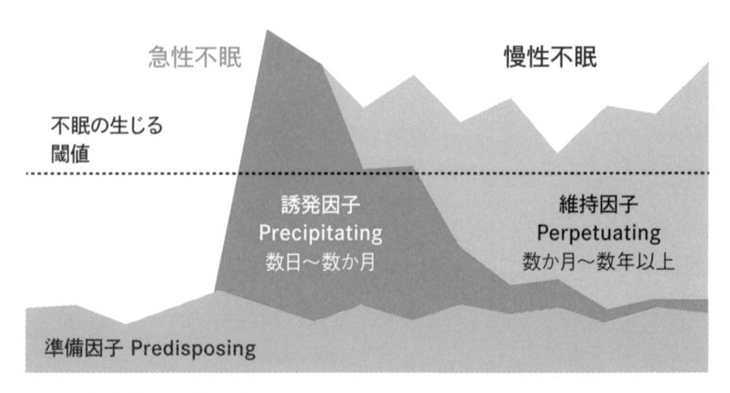

図2　**不眠症の3Pモデル**

（Perlis ML, et al. Chapter 82-Etiology and pathophysiology of insomnia. Principles and Practice of Sleep Medicine（Sixth Edition）Amsterdam, the Netherlands. Elsevier, 2017. pp.769-784より作成）

準備因子（predisposing factor）としては生理学的要因（例：生まれつきの寝付きにくさ）、心理学的要因（例：心配性、不安の感じやすさ）、社会学的要因（例：睡眠スケジュールと合わない勤務体系）などが挙げられる。この個々人によって異なる準備因子に、ストレスのかかるライフイベント（例：仕事、育児、対人葛藤）が誘発因子（precipitating factor）として加わり、一定の閾値を超えると不眠が生じると考えられている。

急性不眠は通常、時間経過とともに改善していくが、一部の症例では慢性化する。この慢性化に寄与するのが維持因子（perpetuating factor）である。例えば寝られなかった翌日の昼間に長時間寝てしまうと、慢性的な不眠の一因となる（生理学的問題）。床に入っても眠れず退屈でスマートフォンを触ったり、緊張をほぐそうとたばこを一服したりすれば、これらも不眠が遷延する一因となる（行動的問題）。また、眠れないことに対する恐怖を常に感じるようになり、寝床に入ると眠りを過剰に意識してしまって目が冴え渡ってしまう人や、「眠れなかったら予定が台無しになる」といった破局的な思考が浮かぶ人もいて、これらの思考形式も不眠の慢性化につながる（認知的問題）。

3Pモデルはあくまでも仮説なのだが、実際に不眠症状を訴える患者さんを診察し、不眠に至った背景をよくよく聴取すると、いろいろと維持因子となっていそうな要因が浮かび上がってくる。これは簡単に生活指導で是正できそうなものから、より根が深いものまでバリエーションに富んでいる。

ところが、これらの維持因子に対し、薬物療法が果たす役割はかなり限定的である。睡眠薬治療により、不眠症状は多少緩和されることが期待されるわけだが、根っこの部分の解決には役立っていないわけである。「睡眠薬での治療は対症療法に過ぎない」という点はぜひ記憶していただきたい。

また本来は最も重要かもしれない維持因子へのアプローチ、すなわち「不眠症を根本的に良くする手法」について本書では深く言及していない。本書は「いかに的確に対症療法を実施するか」という点にフォーカスしたものであると思っていただければ幸いである。

不眠症と紛らわしい！ 概日リズム睡眠・覚醒障害

ヒトの身体は本来、地球の自転に伴う明暗周期と体内時計とが同期しており、朝はある程度決まった時間に起き、夜は決まった時間に自然な眠気が来る、というサイクルとなっている。体内時計のリズムがずれてしまって、寝る時間・起きる時間が社会的に望ましい時間からずれてしまい、かつ自力での修正ができない状態を概日リズム睡眠・覚醒障害と呼ぶ。概日リズム睡眠・覚醒障害は、図3に示すように様々な疾患が含まれる[1]。

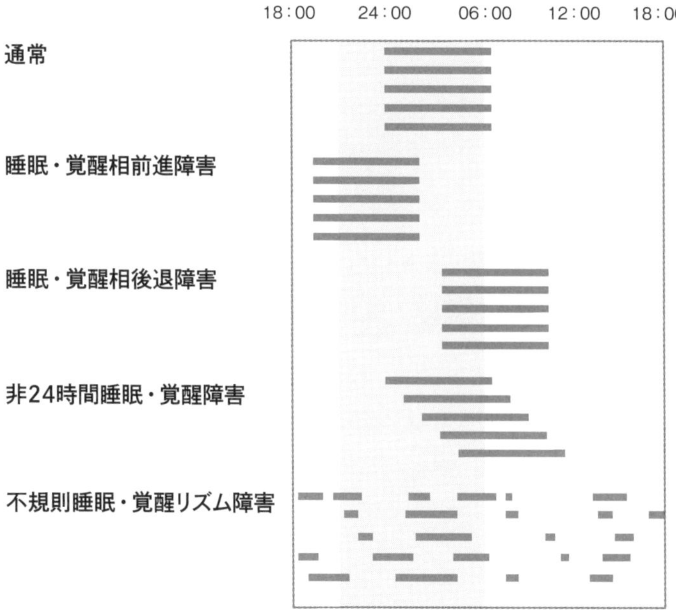

18:00　24:00　06:00　12:00　18:00

通常

睡眠・覚醒相前進障害

睡眠・覚醒相後退障害

非24時間睡眠・覚醒障害

不規則睡眠・覚醒リズム障害

図 3　**概日リズム睡眠・覚醒障害**

（米国睡眠医学会．日本睡眠学会診断分類委員会，監．Americall Academy of Sleep Medicine: International Classification of Sleep Disorders.　3 rd ed. American Academy of Sleep Medicine. 2014. 睡眠障害診断分類第 3 版．ライフ・サイエンス，2018より作成）

例えば睡眠・覚醒相後退障害患者や非24時間睡眠・覚醒障害では強固な入眠困難が出現しやすい。また様々な不眠症状および日中の眠気が生じている高齢者において、睡眠・覚醒リズムをしっかり観察すると、不規則睡眠・覚醒リズム障害と考えられるようなケースもある。

概日リズム睡眠・覚醒障害は厳密には不眠症ではないが、この疾患パラダイム自体があまり認知されていないがゆえに見落とされ、不眠症として治療されていることがある。ここでは概日リズム睡眠・覚醒障害のなかでも、若年者に多い睡眠・覚醒相後退障害について紹介する。

若年者に多い睡眠・覚醒相後退障害

10代から20代前半では、一般的に夜更かしをしている人が多い。特にスマホが広く普及している現代社会においては、動画鑑賞やゲームといった、現代的な娯楽を夜間に楽しんでいる人が多い印象がある。

夜更かしが常態化した場合、翌日何も用事がなければ、昼くらいまで寝てしまう人も多い。一部の人は、学校や会社に遅刻するようになる。そこで、生活習慣を改めようと思い、早めに寝床につくとあら不思議、全然寝付けない、なんてことになりうる。このように入眠困難と起床困難がセットで出現するものを睡眠・覚醒相後退障害という。

睡眠・覚醒相後退障害の有病率は一般人口で１％前後であるのに対し、若年者では３～８％と比較的高率である[3]。特に学生世代の入眠困難の訴えに対して、第一にこれを考える。

睡眠・覚醒相後退障害による入眠困難には通常の睡眠薬が効きにくいことが少なくない。普段の睡眠・覚醒リズムについて聴取すること、朝の起きづらさなどについて聴取することで鑑別できるほか、普段の睡眠について、睡眠表を書いてもらうのも有効である。睡眠・覚醒相後退障害の薬物療法については後述する(Part 5のマニュアル編「夜寝付けないと同時に、朝起きれない患者さんの対応はどうすべき？」を参照のこと)。

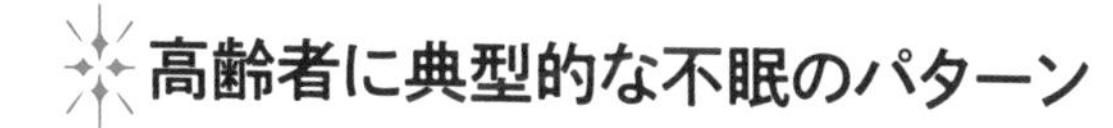

高齢者に典型的な不眠のパターン

子どもの頃、睡眠時間が今よりずっと長かったな、というのは読者の皆さまの多くが納得される事実なのではないかと思う。子どもから成人になっていく発達過程における変化が最も大きいが、**図4**に示したように成人以降も少しずつ睡眠時間は短くなっていく[4]。また、年齢が上がっていくにつれ、睡眠時間だけでなく睡眠の質も少しずつ悪くなっていく（客観的にも深い睡眠が減り、睡眠分断が生じやすくなる)。これは残念ながら抗いがたい変化である。

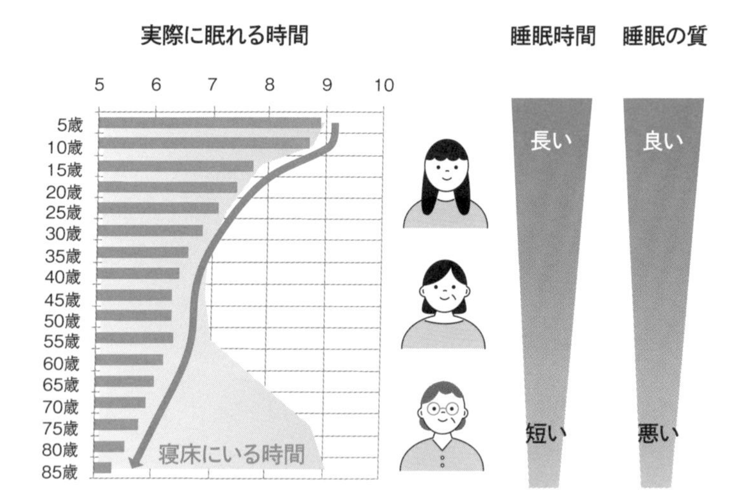

図4　**高齢者の睡眠時間**

（Ohayon MM, et al. Meta-analysis of quantitative sleep parameters from childhood to old age in healthy individuals: developing normative sleep values across the human lifespan. Sleep. 2004; 27: 1255-1273をもとに作成）

最近は元気なお年寄りが多いので、60歳、70歳を超えても仕事をしている方も多い。しかし、どんな元気な方でもいつかはリタイアする日がくる。この退職が注意ポイントである。本人だけでなく夫（あるいは妻）の退職がトリガーになることもある。

今まで仕事のために朝決まった時間に起き、昼間は仕事のために活動していたのが、すぽっとなくなってしまうのである。これによる生活の変化は非常に大きい。ある人は座ってTVを見る時間が増えてしまって、昼間はうとうとしてしまったりする。ある人は「21時くらいになるとどうも眠たくなってしまって」という感じで、以前よりも早く寝床に入ってしまう。結果的に臥床時間が長くなりすぎてしまうのである。極端な例を挙げれば、21時過ぎには床に入り、朝は7時頃に床から出るという生活だと、10時間近く臥床していることになる。

一方、図4に示したように、ヒトは年齢が上がるとともに長く寝られなくなるのである。よく目安とされる、65歳の夜間の睡眠時間は6時間くらいでよいとされている[4]。もう少しご高齢の方はもっと短くてもよい。

臥床時間が長いのに、実際には6時間程度しか寝られないとなると、不眠が生じやすくなる。この場合、入眠困難、睡眠維持困難、早朝覚醒の、どのパターンも観察される。そして、どんな睡眠薬を使っても反応が乏しく、難治の不眠症となってしまうことがある。ここでのポイントはきちんと臥床時間を短くするような生活指導である。つまり「遅寝早起き」を指導する。例えば0時就寝、6時起床を目標とするような介入である。

ここまで読むとピンときた方もいるかもしれないが、「遅寝早起き」が達成できるのはかなり元気なお年寄りである。ある程度夜更かしができるような体力、あるいは余暇を楽しく過ごすアイデアをお持ちの方だと、指導がうまくいきやすい。「遅寝早起き」の達成のために、楽しい夜更かしの仕方を提案したり、「△△さんはまだまだお若いですし」、「○○さんは頭がシャキシャキされてますし」といった具合にあの手この手で励ます、なんて場面もちょくちょくある。残念ながらいつもうまくいくわけではない。さらに認知症高齢者では最終的にはほとんど1日中寝たきりとなってしまうことがあるが、そうすると、前述の概日リズム睡眠・覚醒障害の1つ、不規則睡眠・覚醒リズム障害に陥ることもある。こうなるとなかなか介入が難しい。

これらの「遅寝早起き」が達成できないケース、ほぼ寝たきりのケースにおいても、なんとか不眠症状に対して工夫ができないか、というニーズはある。それらの具体的な対処法については後述する（マニュアル編「長時間臥床が是正できない高齢者の不眠症状に対してはどうしたらいい？」を参照）。

参考文献

[1] 米国睡眠医学会．日本睡眠学会診断分類委員会，監．Americall Academy of Sleep Medicine: International Classification of Sleep Disorders. 3rd ed. American Academy of Sleep Medicine．2014．睡眠障害診断分類第3版．ライフ・サイエンス，2018.

[2] Perlis ML, et al. Chapter 82-Etiology and pathophysiology of insomnia. Principles and Practice of Sleep Medicine (Sixth Edition) Amsterdam, the Netherlands. Elsevier, 2017. pp.769-784.

[3] Nesbitt AD. Delayed sleep-wake phase disorder. J Thorac Dis. 2018; 10: S103-s11.

[4] Ohayon MM, et al. Meta-analysis of quantitative sleep parameters from childhood to old age in healthy individuals: developing normative sleep values across the human lifespan. Sleep. 2004; 27: 1255-1273.

Part 3

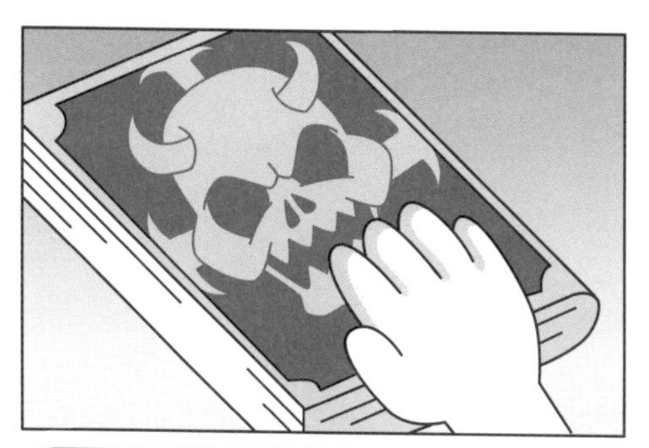

▷ かくにん
かえす
にどね

最近いいブツを仕入れましてね…

処方の決め方

寝付きを良くしたいのか、途中で起きてしまわないようにしたいのか

先に解説したように、主要な不眠症状として、「入眠困難」、「睡眠維持困難」、「早朝覚醒」の3つが挙げられている。一方、睡眠薬の効果を検証する試験では、終夜睡眠ポリグラフ検査で計測した、入眠までの時間（sleep latency）や総睡眠時間（total sleep time）などの指標が用いられるわけだが、「早朝覚醒」に対応するような指標はない。また「早朝覚醒」は、明け方に生じる「睡眠維持困難」である、という解釈も可能であろう。

これらの理由から、米国睡眠医学会の不眠症に対する薬物療法ガイドラインでは、「入眠困難」、「睡眠維持困難」のそれぞれに対する治療薬の推奨がなされている[1]。実際、実臨床においても、「寝付きを良くしたいのか、途中で起きてしまわないようにしたいのか」という観点で患者さんを観察すると理解しやすい。本章では、「入眠困難」、「睡眠維持困難」のそれぞれに対して、それぞれの睡眠薬の効果がどの程度期待できるのか、という目線で解説をしていく。

なお、「睡眠薬を処方しない」という選択肢も重要なオプションである。加えて、なるべく睡眠薬を使わないため、期待した効果を得るために、睡眠薬処方の前に「睡眠衛生指導」を実施するこ

とが非常に重要である。まずはこれらから解説したい。

「睡眠薬を処方しない」選択肢

どんな場合に睡眠薬を処方すべきでないのか、この問いに対しては確たるエビデンスがあるわけではない。処方をためらう場面において、その理由を考えると、以下のように大きく3つに分けられると私は考える。①有害事象のリスクが高い場面、②睡眠薬が奏効するとは考えにくい場面、③睡眠薬を使わなくても改善が目指せそうな場面、この3つである。

①有害事象のリスクが高い場面

②、③について考えるうえでも前提となるが、睡眠薬によるリスク（有害事象）がベネフィットを上回る状況は避けたい。詳しくは後述するが、$GABA_A$受容体作動薬（ベンゾジアゼピン系および非ベンゾジアゼピン系睡眠薬）は、転倒や翌日の眠気、睡眠時遊行やせん妄の賦活だけでなく、依存・乱用のリスクがある薬剤である。オレキシン受容体拮抗薬やメラトニン受容体作動薬であればこれらの有害事象が生じにくいが、翌日の眠気などは生じうるので、例えば危険作業に従事するような人ではその適応について慎重に吟味すべきである。

②睡眠薬が奏効するとは考えにくい場面

基本的に私は、睡眠薬の処方は少ないに越したことはないと考えている。効果が期待できないときには処方は控えるべきである。増量をするかどうか、という判断のときにも同様である。

例えば、日中ずっと臥床して過ごしているし、本人もそれを是正できない（もしくは是正する気がない）状況では、しばしば不眠症状も顕著になる。が、このタイプの不眠症状には睡眠薬が効きにくい。昼夜のメリハリがないし、昼寝で十分に寝てしまっているからである。あるいは、疼痛や掻痒感がひどいと、夜に寝られなくなるが、これも睡眠薬の効果は期待できない。この場合は直接の原因となっている痛みやかゆみを、なんとかしなくてはいけない。

③睡眠薬を使わなくても改善が目指せそうな場面

Part 2の「総論：睡眠障害の考え方」で挙げた「高齢者の典型的な不眠のパターン」がこれである。例えば夜間の9時間に及ぶような長時間臥床が不眠の慢性化の原因となっているようなケースでは、「遅寝早起き」が達成できれば、驚くほど不眠が良くなることがある。特に不眠では困っていたものの「薬には頼りたくない」と思っている方では、うまくいくととても喜んでいただける

(こちらも嬉しい)。ただし、「遅寝早起き」が達成できるのは、元気でアクティブな方に限られる。加えて、医療機関に受診している時点で「薬を出して治してほしい」という気持ちでいる方も多い。やはり患者さんの本音に寄り添い、現実的にベストな対応ができるようにしたい。プロとして――。

睡眠衛生指導

「睡眠薬の適正な使用と休薬のための診療ガイドライン」[2] において、睡眠薬処方前にかならず実施すべき、とされているのが「睡眠衛生指導」である。具体的な内容については**表 1** に示す。

表１　ガイドラインにおける睡眠衛生指導

定期的な運動	適度な運動習慣（特に有酸素運動）が推奨される。
寝室環境	静かで、照度を落とした環境とする。暑すぎたり寒すぎたりすると睡眠の妨げになるため、寝室を快適な温度に保つ。
規則正しい食生活	空腹で寝ると睡眠が妨げられる。睡眠前に軽食（特に炭水化物）を摂るのもよいが、脂っこいものや胃もたれする物は避ける。
就寝前の水分	夜中のトイレ回数を減らすため、就寝前に水分を摂りすぎないようにする。ただし、脳梗塞や狭心症など血液循環に問題がある場合は主治医の指示に従う。
就寝前のカフェイン	カフェイン含有物（日本茶、コーヒー、紅茶、コーラ、チョコレートなど）により、寝付きにくさ、夜中の目覚めやすさが生じうるため、就寝の４時間前からは摂らないようにする。
就寝前のお酒	一時的に寝付きが良くなるが、徐々に効果は弱まり、夜中に目が覚めやすくなる。深い眠りも減る。
就寝前の喫煙	ニコチンには精神刺激作用があるので喫煙は避ける。
寝床での考え事	昼間の悩みを寝床に持っていかないようにする。

（三島和夫．睡眠薬の適正な使用と休薬のための診療ガイドライン．じほう，2014を参考にして作成）

例えば、不眠症の診断を満たしたとしても、夜遅くまで仕事をしていて、かつ集中したいがためにカフェイン飲料をたくさん飲んでいるようなケースでは、生活習慣の是正（夜遅くの光曝露を避ける、カフェインの使用を避ける）が必須である。これも「睡眠薬を使わなくても改善が目指せそうな場面」といえるかもしれない。睡眠衛生指導を十分にしておかないと、睡眠薬を服用しても期待した効果が得られないことがあるので、非常に重要である。

解説のみかた

ここからは具体的な睡眠薬の名前を挙げ、
それぞれの薬剤の特徴について解説する。

期待される不眠症状への効果(入眠促進作用、睡眠維持効果)は
A･B･C･Dで(Cはあまり効果が期待できないもの、
Dはむしろ逆効果と考えられるもの、
Aを超える、という意味合いで💀としたものもある)、
副作用については(+)〜(−)で示した。

できるだけ各種ガイドラインにおける推奨、
臨床試験の結果に沿って記載したつもりであるが、
最終的には一臨床医としての私見に基づき記載している。

副作用や併用薬の注意点については重要なもののみ記載している。
網羅的とは言えないかもしれない。
適宜、各薬剤の添付文書をご参照いただけたらと思う。

1. オレキシン受容体拮抗薬

先頭に掲載したのは、精神医学や睡眠医学の専門医でない実地医家の先生方に対して、最もお勧めできるのがオレキシン受容体拮抗薬だからである（もちろん精神医学や睡眠医学をご専門とする先生方にも最もおすすめしたい）。

オレキシン受容体拮抗薬は入眠促進作用、睡眠維持効果の両方が期待される[3,4]。加えて、$GABA_A$受容体作動薬（ベンゾジアゼピン系および非ベンゾジアゼピン系睡眠薬）の弱点であった、依存形成および離脱症状のリスク、転倒リスク、せん妄リスクがいずれも低いと考えられている（せん妄に関してはむしろ予防的に作用すると報告されている[5,6]。そのため、$GABA_A$受容体作動薬に代わり、睡眠薬処方の中心となっていくのではないかと思う（実際、既に睡眠薬に占める割合はかなり増えてきている）[7]。

オレキシン受容体作動薬は薬効を発揮するのに受容体占有率約65%を要する[8]。非BZ系薬剤であるゾルピデムが催眠作用を発揮する脳内受容体占有率が、おおよそ26〜29%である[9]ため、半減期から作用時間を推し量る際には注意が必要である。

Part 3

オレキシン受容体拮抗薬

スボレキサント(ベルソムラ®)

入眠促進作用	■■■■ B
睡眠維持効果	■■■■ A
半減期	約10時間
臨床用量	10~20mg
投与日数制限	なし
身体依存	おそらく(−)
転倒リスク	おそらく(−)
せん妄リスク	(−)
悪夢	(+)

2014年に発売された初めてのオレキシン受容体拮抗薬である。

スボレキサントは入眠潜時の短縮、総睡眠時間の延長が期待でき、かつ安全性が高い薬剤である[3]（ただし入眠潜時短縮の効果については、十分でないとの指摘がある[1]）。身体依存はおそらくなく（したがって離脱症状もないと考えてよさそう）、また転倒リスクもおそらく低い（おそらくと書いているのは、絶対にないとは断言しづらい、「悪魔の証明」的なところがあるためである）。またせん妄リスクが低いどころか、せん妄に対する予防効果の指摘がある[6]。

65歳未満では20mg、65歳以上は15mgが最大用量である。最大用量から開始してよいが、10mgの剤形もあるので、適宜使用してよい。特に翌日の眠気や頭痛などは生じうるので、10mg錠を使用する場面もままある。向精神薬には指定されておらず、30日を超える長期処方が可能である。クラリスロマイシンを中心としたCYP 3 Aを強く阻害する薬剤は併用禁忌なので注意。また、スボレキサントは光・湿度の影響を受けやすい。したがって分割や粉砕は望ましくない点に注意したい。

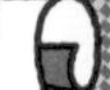

オレキシン受容体拮抗薬

レンボレキサント（デエビゴ®）

入眠促進作用	■■■▯ B+
睡眠維持効果	■■■■ A
半減期	約50時間
臨床用量	2.5〜10mg
投与日数制限	なし
身体依存	(−)
転倒リスク	(−)
せん妄リスク	(−)
悪夢	(+)

レンボレキサントは2020年に発売された2番目のオレキシン受容体拮抗薬である。

スボレキサントと同様に、入眠潜時の短縮、総睡眠時間の延長が期待でき、かつ安全性が高い薬剤である[4]。それだけでなく、ネットワークメタアナリシスの結果から、レンボレキサントはスボレキサントよりも入眠潜時の短縮に優れている、という結果が示された[10]（そのため入眠促進作用をB+とした）。レンボレキサントもスボレキサント同様、身体依存はおそらくなく、また転倒リスクもおそらく低い。せん妄についてはスボレキサントほどのエビデンスが集積されていないが、これも同様に予防的に作用するとの報告がある[5]。

レンボレキサントの最大用量は10mgで、スボレキサントと異なり年齢による制限はない。5mgから開始してよいが、2.5mgから開始するのも良い選択肢となる。翌日の眠気や頭痛などが生じうるのもスボレキサントと同様である。向精神薬には指定されておらず、30日を超える長期処方が可能である。スボレキサントと異なり、CYP3Aを強く阻害する薬剤との併用は禁忌ではない（併用注意）。

近頃は「レンボレキサントはスボレキサントの上位互換だ」なんて声が一部の臨床医から聞かれるし、短期的・長期的治療の双方でそれを支持した報告[11]もある。なお、同報告からは忍容性の面ではレンボレキサントよりもスボレキサントが優れている可能性も同時に示唆されている[11]。私はconflict of interestの問題もあって、スボレキサントとレンボレキサントではどちらの薬剤が良いなどとは主張したくないので、ぜひ両者の使用感の違いについては実際に試していただけたらと思う。

2. GABA$_A$受容体作動薬(ベンゾジアゼピン系および非ベンゾジアゼピン系睡眠薬)

ベンゾジアゼピン系睡眠薬は1960年代にニトラゼパム(ベンザリン®)が発売されてから、睡眠薬の中心となった。超短時間~短時間作用型の薬剤が主に入眠促進作用を期待して、中時間から長時間作用型の薬剤が主に睡眠維持効果を期待して、処方されてきた歴史がある。ブロチゾラム(レンドルミン®)を中心に、現在でもよく使用される睡眠薬である。

ベンゾジアゼピン系睡眠薬は、抗不安作用や筋弛緩作用も有する薬剤である。不眠症治療においてはその点がベネフィットとなりうるが、同時に副作用リスクにつながりうる。長期間に及び日常的に使用された場合に身体的依存が形成され、服薬を急に中断したときに、様々な離脱症状(不眠、不安、焦燥、神経過敏、食欲不振、不機嫌など)が生じることがある[12]。特に6か月以上の使用では常用量でも依存が形成される[13]。頓服使用でも繰り返すことにより依存が形成されやすくなる可能性がある[14]。また、ふらつきや転倒、翌日への持ち越し(眠気や集中力の低下)、記憶障害といった副作用も生じうる[15]。せん妄の賦活リスクも指摘されている[16]。

Part 3

これらの副作用を軽減させたものが、非ベンゾジアゼピン系睡眠薬であった。非ベンゾジアゼピン系睡眠薬にはゾルピデム（マイスリー®）、ゾピクロン（アモバン®）、エスゾピクロン（ルネスタ®）が含まれ、頭文字がzであることから、z-drugとも呼ばれる。非ベンゾジアゼピン系睡眠薬は、ベンゾジアゼピン系睡眠薬と異なり、ω1受容体に選択的に作用するため、鎮静・催眠作用は持ちつつも、抗不安作用や筋弛緩作用をきたしにくいとされた[17]。実際、非ベンゾジアゼピン系睡眠薬がベンゾジアゼピン系睡眠薬よりも安全性において優れたとの報告がいくつかある[18, 19]。しかし、非ベンゾジアゼピン系睡眠薬であっても乱用のリスク[20]や、中止時の離脱症状[21, 22]、転倒リスク[23, 24]が生じうる。またベンゾジアゼピンと同様に、せん妄の賦活リスクも報告されている[25]。

ベンゾジアゼピン系睡眠薬はレム睡眠を減少させることが知られている。またノンレム睡眠である睡眠ステージ2を増やし、睡眠ステージ1（＝浅睡眠）を減らすので客観的にも睡眠が安定すると考えられる。なお睡眠ステージ3（＝深睡眠）は減少させるものが多い。同様の睡眠ステージへの影響が、非ベンゾジアゼピン系睡眠薬でも観察されるが、ベンゾジアゼピン系睡眠薬よりもややマイルドである[26]。

$GABA_A$受容体作動薬に共通したベネフィットとしては、やはり効果を実感しやすい点にある。特に主観的な睡眠の質の改善については新規薬よりも$GABA_A$受容体作動薬、とりわけベンゾジアゼピン系睡眠薬の効果に軍配が上がる[11]。したがって、これら$GABA_A$受容体作動薬は、リスクを踏まえたうえでもやはり処方したい、ここぞという場面に使うとよいだろう。

Part 3

非ベンゾジアゼピン系

ゾルピデム（マイスリー®）

項目	
入眠促進作用	▮▮▮▮ A
睡眠維持効果	▮▮▮▯ B
半減期	約2時間
臨床用量	5～10mg
投与日数制限	30日
身体依存	(+)
転倒リスク	(+)
せん妄リスク	(+)
パラソムニアの賦活	(+)

超短時間型の非ベンゾジアゼピン系睡眠薬で、非常によく使用されてきた、代表的な睡眠薬である（よく睡眠導入剤なんて言われてきた）。速やかな効果が期待されるため、頓服薬としてもしばしば使用される。これを読んでくださっている方も、医師の方であればおそらく一度は処方したことがあるのではないだろうか。

入眠促進効果が期待されるほか、睡眠維持効果も指摘されている（ただし睡眠維持効果についてはやや弱い印象がありBとした）[1]。超短時間作用型にもかかわらず、翌日への持ち越し（眠気やふらつき）が生じることもある。

ゾルピデムは非ベンゾジアゼピン系睡眠薬だが、長期使用による身体依存には注意が必要である。初期の研究では、ベンゾジアゼピン系睡眠薬よりも身体依存が生じにくいことが強調されてきたが、その後の研究でベンゾジアゼピン系睡眠薬と同様に反跳性不眠が生じると報告された[21]。疫学的アプローチからもゾルピデムは非ベンゾジアゼピン系睡眠薬の中では身体依存および離脱症状が生じやすい可能性が指摘されている[27, 28]。

見過ごされがちな副作用として、稀ではあるが、睡眠時遊行症（夢遊病）や、睡眠関連摂食障害（寝ぼけ食い）などのパラソムニア（＝睡眠時随伴症）が生じうる点が挙げられる[29]。アルコールの併用はトリガーとなるので絶対に控えるべきである。寝ぼけた状態で運転する事例が挙げられており[30]、そのために希死念慮や自殺の動機がなかったにもかかわらず、命を落とした事例の報告もある[31]。以上から、2022年７月に添付文書にて、「本剤により睡眠随伴症状（夢遊症状など）として異常行動を発現したことがある患者」が禁忌として追記された（これはトリアゾラム、ゾピクロンも同様である）。処方の際には必ず確認すべき症状であるし、処方後のパラソムニア症状発現についても確認していく必要がある。ゾルピデムは以前、睡眠薬のファースト・チョイスとしてよく使用していた薬剤だが、ここ数年は処方する機会が大きく減ったように感じる。

睡眠関連摂食障害

夜間睡眠中に寝ぼけた状態での摂食行動が見られるものを睡眠関連摂食障害と呼ぶ。翌朝、摂食行動を全く覚えていない（もしくは部分的にしか覚えていない）のが特徴で、「朝起きると菓子パンの袋が散乱しているが、食べたこと自体は全く覚えていない」なんてケースが典型例である。

睡眠関連摂食障害は、$GABA_A$受容体作動薬（特に高力価のもの）によって二次的に生じることがある[32]。特にゾルピデムにより二次的に生じた、という報告が多い[33]。どうして$GABA_A$受容体作動薬により二次的に睡眠関連摂食障害が生じるのか？　おそらくだが、$GABA_A$受容体作動薬による覚醒困難（適切に目覚められない）と、脱抑制（我慢している食欲が爆発する）、の2点が影響しているのではないかと思う。

それでは$GABA_A$受容体作動薬以外の睡眠薬ではどうか。睡眠関連摂食障害に対してラメルテオンを併用し、$GABA_A$受容体作動薬の減量が果たせると、夜間の摂食行動が減少する可能性がある[34]。またブロチゾラムからスボレキサントに置き換えたところ夜間の摂食行動が消失したとのケースレポートがある[35]（いずれも私が報告した。今のところ類似研究はない）。エビデンスは十分ではないが、おそらくメラトニン受容体作動薬やオレキシン受容体拮抗薬は夜間の摂食行動を賦活することなく不眠症治療が可能である。

実臨床においては閉塞性睡眠時無呼吸やレストレスレッグス症候群、周期性四肢運動障害の鑑別が重要である（しばしば併存するため）。そのため睡眠関連摂食障害を疑う患者がいればぜひ、睡眠障害の専門医療機関をご紹介いただけたらと思う。

非ベンゾジアゼピン系

エスゾピクロン（ルネスタ®）

入眠促進作用	▮▮▮▮ A
睡眠維持効果	▮▮▮▮ A−
半減期	約5時間
臨床用量	1〜3mg〔高齢者（65歳以上が基準となるとされている）では2mgまで〕
投与日数制限	ない
身体依存	(−)?
転倒リスク	(−)?
せん妄リスク	(+)?
苦味	(+)

2012年に登場した非ベンゾジアゼピン系睡眠薬であり、$GABA_A$受容体作動薬の中では最も新しいものである。ゾルピデムよりは少し立ち上がりがゆっくりな印象があるが、入眠促進作用があり、かつ睡眠維持効果も期待できる（ただし睡眠維持効果についてはやや弱い印象がありA－とした）[1]。

エスゾピクロンは非ベンゾジアゼピン系睡眠薬の中でも身体依存や離脱症状が生じにくいと考えられている（投与日数制限がないのはおそらくそのためである）[36]。またゾルピデムと異なり転倒リスクにはつながらない可能性の報告もある[37]。せん妄リスクについては評価した研究がなく不明である（しかし処方しないほうが無難なのではないかと思う）。

エスゾピクロンに特徴的な副作用が苦味である。これは服用直後ではなく、翌朝なんとも言えない苦味が生じる（ゾピクロンも同様）。エスゾピクロンは1～3 mgと用量に幅があり、非ベンゾジアゼピン系睡眠薬の中では安全性の高いプロフィールから、基本的に使い勝手の良い睡眠薬であると思う。

非ベンゾジアゼピン系

ゾピクロン（アモバン®）

入眠促進作用	▮▮▮▮ A
睡眠維持効果	▮▮▮ B
半減期	約4時間
臨床用量	7.5〜10mg
投与日数制限	30日
身体依存	(+)?
転倒リスク	(+)?
せん妄リスク	(+)?
パラソムニアの賦活	(+)
苦味	(+)

ゾピクロンは、かつてゾルピデムと双璧をなす非ベンゾジアゼピン系睡眠薬であったが、ゾピクロンを改良した（光学異性体である）エスゾピクロンが登場してからはかなり影が薄くなってしまった。ゾピクロンはゾルピデムと比較すると、依存リスクが低い可能性もある[38]が、同様であるとした報告もあり[27]、あまりはっきりしない。転倒リスクやせん妄リスクも含め、ある程度リスクはあると考えるべきだろう。前述の通り、「本剤により睡眠随伴症状（夢遊症状など）として異常行動を発現したことがある患者」が禁忌として追記されているので注意が必要。

エスゾピクロンと同様、苦味のある睡眠薬である。また、7.5mgと10mgという2剤形なのが微妙に使いづらい（5mg錠があったら良かったのに）。したがって最近はあまり出番がない薬。ただ、時に「エスゾピクロンよりもゾピクロンのほうが合っている」と言う方もいるので、睡眠薬は奥が深いものだなと思う。

ベンゾジアゼピン系

ブロチゾラム（レンドルミン®）

入眠促進作用	■■■■ A
睡眠維持効果	■■■□ B
半減期	約7時間
臨床用量	0.25mg（高度な不眠の場合0.5mgまで処方可能である）
投与日数制限	30日
身体依存	(+)
転倒リスク	(+)
せん妄リスク	(+)

ブロチゾラムは短時間作用型のベンゾジアゼピン系睡眠薬である。ゾルピデムと並び、日本で根強い人気のある睡眠薬である[39]。これといって特徴がないようにも思うが、そのスタンダードさが良いのか？　入眠促進効果と睡眠維持効果が期待できる薬剤である。ゾルピデムやエスゾピクロンよりも半減期が少し長いが、入眠促進効果もしっかりと期待できる印象がある。

多くのベンゾジアゼピン系睡眠薬と異なり、レム抑制作用はあまり強くない[10]。無難な睡眠薬という印象を持たれがち（？）であるが、ブロチゾラムはベンゾジアゼピン系睡眠薬であり、前述の副作用には注意すべきである。

ベンゾジアゼピン系

エチゾラム（デパス®）

項目	内容
入眠促進作用	■■■□ B
睡眠維持効果	■■■□ B
半減期	約6時間
臨床用量	0.25～1.0mg
投与日数制限	30日
身体依存	(+)
転倒リスク	(+)
せん妄リスク	(+)

エチゾラムは短時間作用型のベンゾジアゼピン系抗不安薬である。日本では抗不安薬の代表格として挙げられるが、世界的に見ると処方されているのはイタリアやインドだけである[40]。厳密には睡眠薬ではないが、不眠症状に対してしばしば使用されている(神経症・うつ病における睡眠障害に対しての保険適応を有する)。

上記に示した通り、現在は30日の処方日数制限があるが、歴史的には長らく処方日数制限がない薬剤であった。筋弛緩作用が期待されることから、整形外科疾患などを対象に高用量で処方されがちで、最もよく目にするベンゾジアゼピン系抗不安薬だった(今はだいぶ減ったのではないかと思う)。ベンゾジアゼピン系の薬剤であり、前述の副作用には注意すべきである。私は不眠症に対して新規での処方はしていない。

ベンゾジアゼピン系

ロルメタゼパム（エバミール®、ロラメット®）

入眠促進作用	■■■■ B
睡眠維持効果	■■■■ B
半減期	約10時間
臨床用量	1〜2mg
投与日数制限	30日
身体依存	(+)
転倒リスク	(+)
せん妄リスク	(+)

ロルメタゼパムは短時間作用型のベンゾジアゼピン系睡眠薬である。直接グルクロン酸抱合されるため、肝臓への負担が少ないと考えられている[41]。そのため肝機能障害患者や肝機能の低下した高齢者に用いられることがある。

ただし、高齢者に安全に使える薬とは言い切れないことは強調したい。ロルメタゼパムはベンゾジアゼピン系睡眠薬であり、前述の副作用、特に転倒リスクやせん妄発現リスクに注意が必要である。最近はあまり処方する機会がない。

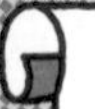

ベンゾジアゼピン系

リルマザホン（リスミー®）

入眠促進作用	■■■□ B
睡眠維持効果	■■■□ B
半減期	約10時間
臨床用量	1～2mg
投与日数制限	なし
身体依存	(+)
転倒リスク	(+)
せん妄リスク	(+)

リルマザホンは短時間作用型のベンゾジアゼピン系睡眠薬である。私はほとんど処方しないが、実地医科の先生方には比較的馴染みがある薬なのではないかと思って掲載した。

リルマザホンはベンゾジアゼピンの開環誘導体であり、ベンゼン環を持たないことから、厳密には「ベンゾジアゼピン」ではない。代謝にて閉環しベンゾジアゼピンになるプロドラッグである[42]。そのためか（?）向精神薬には指定されておらず、処方日数制限がない。オンラインでも気軽に買えてしまう。しかし副作用については基本的にベンゾジアゼピン系睡眠薬に準ずるものと思われるので注意が必要。

ベンゾジアゼピン系

クアゼパム(ドラール®)

入眠促進作用	▮▮▮▯ B
睡眠維持効果	▮▮▮▯ B
半減期	約36時間
臨床用量	15〜20mg
投与日数制限	30日
身体依存	(±)?
転倒リスク	(+)
せん妄リスク	(+)

クアゼパムは長時間作用型のベンゾジアゼピン系睡眠薬である。クアゼパムはベンゾジアゼピン環を有する化合物であるにもかかわらず、非ベンゾジアゼピン系睡眠薬と同様にω1受容体に選択的に作用する[43]。そのためか、睡眠構築への影響は少なく[44]、身体依存や離脱症状が生じにくいとの報告がある[45]。したがってベンゾジアゼピン系睡眠薬の中断を目指す際、クアゼパムにスイッチするのもいいのかもしれない。が、細かい用量の剤形がないので、やや使いにくい（10mg錠があったら良かったのに）。

従来、睡眠維持困難に対しては中〜長時間作用型の睡眠薬を用いることが推奨されていた[2]。しかし、クアゼパムの睡眠維持効果はより半減期の短いベンゾジアゼピン系睡眠薬と比較しあまり差がない[43]。加えて入眠促進効果も、短時間作用型のベンゾジアゼピン系睡眠薬とあまり差がない[43]ので、半減期に従って睡眠薬の適応を決めるのは過去のものであると思ってほしい。

一方、クアゼパムは半減期の長さに起因してか、翌日の持ち越しが生じやすい[45]。実は良い薬なのかもしれないが、なんだか使いづらい薬である。

ベンゾジアゼピン系

トリアゾラム（ハルシオン®）

入眠促進作用	▮▮▮▮ 💀
睡眠維持効果	▮▯▯▯ D
半減期	約2時間
臨床用量	0.125〜0.5mg
投与日数制限	30日
身体依存	(++)
転倒リスク	(+)
せん妄リスク	(+)
パラソムニアの賦活	(+)

トリアゾラムは超短時間作用型のベンゾジアゼピン系睡眠薬である。入眠促進効果が特徴で、非常に切れ味が鋭い。一方作用時間が非常に短いがゆえに、早朝覚醒の一因となりうる[46]（そのため睡眠維持効果はDとした）。私はトリアゾラムについて、最強の瞬間風速を持つ睡眠薬（良くも悪くも）と認識している。私見ばかりで申し訳ないが、身体依存も強い印象がある。なので、最近は新規での処方はしていない。

トリアゾラムは古くから興奮などの奇異反応、睡眠時遊行症の報告がある[47]。前述の通り、「本剤により睡眠随伴症状（夢遊症状など）として異常行動を発現したことがある患者」が禁忌として追記されているので注意が必要。特にアルコールとの併用は絶対にしないよう指導しなくてはいけない。トリアゾラムに限らずベンゾジアゼピンとアルコールの併用はやめるべきなのだけど、特にトリアゾラムは危険。

ベンゾジアゼピン系

ニトラゼパム（ベンザリン®）

入眠促進作用	▮▮▮▯ B
睡眠維持効果	▮▮▮▯ B
半減期	約28時間
臨床用量	5〜10mg
投与日数制限	90日
身体依存	(+)
転倒リスク	(+)
せん妄リスク	(+)

1967年、日本で最初に登場したベンゾジアゼピン系睡眠薬である。半減期は比較的長く、中時間作用型に分類される。とはいえ、入眠困難にもそれなりに効果がある[48]。翌日への持ち越しは生じやすい。副作用プロファイルはベンゾジアゼピン系睡眠薬と同様。90日処方可能である（おそらくてんかんに適応があるため）。

ニトラゼパムもクアゼパムと同様、半減期が長いことから、睡眠維持効果を期待し処方されていた[2]。しかし持ち越し効果など副作用リスクを加味すると、中〜長時間作用型の睡眠薬をあえて選択するメリットは現状あまりない。今ではオレキシン受容体作動薬が使用可能なので、ますます出番が減ったように思う。

ベンゾジアゼピン系

フルニトラゼパム（サイレース®）

入眠促進作用	▮▮▮▮ 💀
睡眠維持効果	▮▮▮▮ 💀
半減期	約24時間
臨床用量	1～2mg
投与日数制限	30日
身体依存	(++)
転倒リスク	(+)
せん妄リスク	(+)

フルニトラゼパムは中時間作用型のベンゾジアゼピン系睡眠薬である。強力な入眠促進効果と睡眠維持効果を持つ[49]。私は睡眠薬界にて最凶の王として君臨する薬剤と認識している。

ベンゾジアゼピンは全般的に睡眠ステージ2を増やし、レム睡眠や睡眠ステージ3（＝深睡眠）は減少させるものが多いが、特にフルニトラゼパムは顕著である[49]。その強力さは視覚的にも明白で、睡眠ポリグラフ検査を実施しヒプノグラムを見ると、覚醒反応が著しく減少し、睡眠ステージ2が直線状になっている様からフルニトラゼパム服用者であることを見破れることもある。また重度の閉塞性睡眠時無呼吸患者にもかかわらず、フルニトラゼパムを使用していたがゆえに、血中の酸素飽和度が低下したままあまり覚醒しない、なんて症例も経験したことがある。さらにはフルニトラゼパムによりパラソムニア症状が賦活されたと思われた症例の経験もあり、超短時間作用型でない薬剤であっても、切れ味が鋭い$GABA_A$受容体作動薬には注意しなくてはいけない、という認識を私は持っている。

副作用は他のベンゾジアゼピン系睡眠薬と同様だが、身体依存リスクはとりわけ強いように思うし、乱用されやすい薬と言えるかもしれない（私見である）。フルニトラゼパムは安易に処方すべき薬ではない。私は新規での処方はしていない。

Part 3

とはいえフルニトラゼパムも丁寧に調整すれば減量・中止を目指すこともできるし、他の睡眠薬に置き換えることも可能である（なので、既に使用している方はそこまで心配しないでください）。米国・カナダでは法律で使用が禁じられているので、渡航の際には情報提供が必要である。その場合、渡航前に他の薬剤に置き換えることを積極的に検討する。

3. メラトニン受容体作動薬

ラメルテオンは2010年に発売されたメラトニン受容体作動薬である。日本で使用可能なメラトニン受容体作動薬はラメルテオンのみであったが、2020年にメラトニン顆粒が発売されたため、この2剤がメラトニン受容体作動薬に含まれることとなる。

ラメルテオン、メラトニンともに、入眠促進効果が期待されるが、その効果は他の薬剤と比較すると弱い[1, 11]。またいずれも睡眠維持効果はあまり期待できない[1, 50]。なお、ラメルテオン、メラトニンともにノンレム睡眠・レム睡眠の割合には影響を与えないことが知られている[50, 51]。

安全性においてとても優れている点[11]は長所である。また、睡眠・覚醒相後退障害によって生じる入眠困難への効果が期待できる[52, 53]ことから、局所的に大活躍する薬であると言える。

メラトニン受容体作動薬

ラメルテオン（ロゼレム®）

入眠促進作用	■■■□ B−
睡眠維持効果	■■□□ C
半減期	約1～2時間
臨床用量	8mg
投与日数制限	なし
身体依存	(−)
転倒リスク	(−)
せん妄リスク	(−)

ラメルテオンが発売された当時はベンゾジアゼピン系・非ベンゾジアゼピン系睡眠薬しかなかったわけで、新たな作用機序の睡眠薬として、大いに期待された薬剤であったが、残念なことに、あまり患者さんからの評判が良くなかったのではないかと思われる。安全性プロファイルが優れているわりに、あまり処方されていない薬剤である[7]。入眠促進効果が期待される[1]が、主観的不眠症状の改善は他の睡眠薬と比べると劣る[11]（そのためB－とした）。

安全性は高く、身体依存、転倒のリスクとはならないが、翌日の眠気はしばしば観察される。また抗うつ薬であるフルボキサミンとの併用が禁忌であり、注意を要する。

ラメルテオンはせん妄に対する予防的な効果のエビデンスが集積されてきた[54]。したがって、せん妄ハイリスクな高齢者に対しては積極的に使用してもいいかもしれない。

ラメルテオンの概日リズム位相変動作用を調べた研究において、8 mgで使用するよりも、1～4 mgで使用したほうが概日リズム位相を前進させる可能性が指摘された[55]。この報告がきっかけとなり、ラメルテオンは半錠や1/4錠（もしくはそれ未満）を夕食後に服用、なんて処方がされるようになってしまった。このような低用量のラメルテオンの使用は睡眠・覚醒相後退障害患者を対象にした研究でも、その効果が示唆されている[52]。一方で、あまりに細かく割る処方ばかりで、薬剤師の方には迷惑をかけている自覚があり、申し訳なく思っている。

ただし、実際に低用量のほうがよく効く印象がある。言い訳ではないが、なぜ細かい用量のほうがよいのか、その背景も解説しておこう。

ラメルテオンは、メラトニン受容体MT_1とMT_2受容体に選択的に結合し作用するが、MT_1およびMT_2受容体に対する親和性は、メラトニンと比較して約6倍、約3倍それぞれ高く、受容体作動活性は約4倍、約17倍強い[56]。加えて、ラメルテオンの主代謝物M-IIもアゴニスト活性を持つのが厄介である。M-IIの半減期は2時間ほどで、活性自体はラメルテオンの1/20前後であるが、血中濃度レベルがラメルテオン本体の30倍に及ぶ[57]。

ラメルテオン自体による受容体刺激だけでなく、主代謝物M-IIが持続的に受容体を刺激することにより、本来内因性のメラトニン分泌が抑制されるべきである日中まで効果が続いてしまい、通常用量では睡眠・覚醒リズムの前進が果たせないのではないかと考えられている[52]。後述の通り、睡眠・覚醒相後退障害に対しては、ラメルテオンよりもメラトニンのほうが使い勝手が良い可能性がある。

海外への渡航と睡眠薬

前述の通り、米国・カナダではフルニトラゼパム（サイレース®）の持ち込みが明確に禁止されているので、診断書などがあったとしても持ち込むことはできない。現在内服中であれば他のベンゾジアゼピン系睡眠薬に置き換えるのを検討する（離脱症状が出現するリスクを考慮すると、無理にオレキシン受容体拮抗薬などに置き換えるのはやめたほうが良さそう）。その場合、Inadaらの等価換算表[58]に従い、フルニトラゼパム1 mgに対し、例えばニトラゼパム（ベンザリン®）5 mgに置き換えるのが無難と思う。

フルニトラゼパム以外の睡眠薬が持ち込めないことはないはずだが、渡航先の国によっては、英語の診断書などが必要になることがあり、事前の確認が必要である。また持ち込む際には、包装された状態で、滞在中に必要な分のみ持ち込むようにしよう。いずれもあらぬ疑いをかけられないためである。詳しくは厚生労働省のホームページを参照のこと。

等価換算表			
	フルニトラゼパム 1 mg	ゾルピデム	10mg
		エスゾピクロン	2.5mg
		ゾピクロン	0.75mg
		ブロチゾラム	0.25mg
		エチゾラム	1.5mg
		ロルメタゼパム	1 mg
		リルマザホン	2 mg
		クアゼパム	15mg
		トリアゾラム	0.25mg
		ニトラゼパム	5 mg

メラトニン受容体作動薬

メラトニン（メラトベル®）

入眠促進作用	■■■□ B−
睡眠維持効果	■■□□ C
半減期	約1時間
臨床用量	1～4mg
投与日数制限	なし
身体依存	(−)
転倒リスク	(−)
せん妄リスク	(−)

メラトニンは米国ではover the counter（OTC）医薬品として、ヨーロッパでは主に処方薬として流通している[59]。一方、長らく日本ではメラトニンが使用不可能だったが、2020年より「小児期の神経発達症に伴う入眠困難の改善」に使用可能となった。したがって、本稿執筆の2023年6月時点では成人での使用ができない。

メラトニンは入眠促進作用があるものの、従来の睡眠薬と比較すると弱いとされている[11]（そのためB－とした）。また睡眠維持効果は期待できない[1]。ラメルテオンと同様、抗うつ薬のフルボキサミンは併用が禁忌であり注意を要する。

日本で「小児期の神経発達症に伴う入眠困難の改善」に限定した形でメラトニン顆粒の処方が可能となった背景には、自閉スペクトラム症や注意欠如・多動症の小児における入眠困難を中心とした睡眠の問題に対し、メラトニンの有効性が十分に示されてきたこと[60]がある。実臨床においては神経発達症の小児のみならず、睡眠・覚醒相後退障害の小児に対してしばしば使用されているのではないかと思われる（前述の通り、睡眠・覚醒相後退障害に対する効果が期待できる[53]）。

メラトニンは半減期が短いことに加え、ラメルテオンと異なり代謝物に活性を有さないため、睡眠・覚醒相後退障害の治療においてはラメルテオンよりも使い勝手が良いかもしれない。実際、自験例になるが、ラメルテオンをかなり低用量に分割したにもかかわらず翌日への持ち越しのため服用継続できなかった一方、メラトニンであれば問題なく服用でき、かつ睡眠・覚醒リズムの前進に寄与した症例の経験がある。以上から成人への適応拡大が待たれる薬剤である。

4. その他

先述の睡眠薬以外で、不眠症に対して保険適応を有する漢方薬と、不眠症状に対し「睡眠改善薬」として使用されているジフェンヒドラミンについても簡単に解説する。

漢方薬

入眠促進作用	■■■□ B−
睡眠維持効果	■■□□ C
半減期	−
臨床用量	1～2包(就寝前)
投与日数制限	なし
身体依存	(−)
転倒リスク	(−)
せん妄リスク	(−)

日本では、抑肝散、抑肝散加陳皮半夏、酸棗仁湯、加味帰脾湯などが不眠症への保険適応を有している。いずれも不眠症に対して使用する場合には就寝前に１～２包服用するのが一般的である。

漢方薬はプラセボと比較して有意な主観的不眠症状の改善を認め、ベンゾジアゼピン系睡眠薬と比較し副作用が少ない[61]。ただしこのメタアナリシスに含まれた研究は多くが中国からの報告であることには注意。

上記の不眠に対して使用される漢方薬の使い分けについて私は詳しくないので、解説は控える。私も時に不眠症状に対し漢方薬を処方するが、日中の機能障害がそこまで顕著でない症例や、服薬に対する不安が強い方が中心であるように思う。漢方を専門としている先生方には怒られてしまうと思うが、プラセボ効果への期待、が私のマインドとしては一番近いかもしれない。一応、Part ４の睡眠薬処方の「型」にて処方例については解説したのでご参照されたい。

ジフェンヒドラミン（ドリエル®など）

入眠促進作用	■■■□ B－
睡眠維持効果	■■■□ B－
半減期	約9時間
臨床用量	50mg
投与日数制限	－（OTC医薬品）
身体依存	（－）？
転倒リスク	（＋）
せん妄リスク	（＋）？
耐性形成	（＋＋）

OTC医薬品「睡眠改善薬」として発売されているジフェンヒドラミンの正体は第一世代抗ヒスタミン薬である。入眠促進作用、睡眠維持効果を有するが、一般の睡眠薬と比較するとそれほど強くはない[1]（そのためB－とした）。

ジフェンヒドラミンによる眠気は服用4日目でプラセボ服用群と同じ水準になったという報告[62]があるように、容易に耐性が形成される点には留意する必要がある。また、ジフェンヒドラミンの半減期は9時間であるにもかかわらず、内服した12時間後でもPETによる脳内占拠率は45%と高いレベルを維持する[63]ことから、就寝前に服用した際、翌日への持ち越しに注意する必要がある。

参考文献

[1] Sateia MJ, et al. Clinical practice guideline for the pharmacologic treatment of chronic Insomnia in Adults: An American Academy of Sleep Medicine Clinical Practice Guideline. J Clin Sleep Med. 2017; 13: 307-349.

[2] 三島和夫．睡眠薬の適正な使用と休薬のための診療ガイドライン．じほう，2014.

[3] Herring WJ, et al. Suvorexant in patients with insomnia: Results from two 3-month randomized controlled clinical trials. Biol Psychiatry. 2016; 79: 136-148.

[4] Rosenberg R, et al. Comparison of lemborexant with placebo and zolpidem tartrate extended release for the treatment of older adults with insomnia disorder: A phase 3 randomized clinical trial. JAMA network open. 2019; 2: e1918254.

[5] Matsuoka A, et al. Evaluation of suvorexant and lemborexant for the prevention of delirium in adult critically ill patients at an advanced critical care center: A single-center, retrospective, observational study. J Clin Psychiatry. 2022; 84: 22m14471.

[6] Xu S, et al. Suvorexant for the prevention of delirium: A meta-analysis. Medicine. 2020; 99: e21043.

[7] Okuda S, et al. Hypnotic prescription trends and patterns for the treatment of insomnia in Japan: analysis of a nationwide Japanese claims database. BMC Psychiatry. 2023; 23: 278.

[8] Gotter AL, et al. The duration of sleep promoting efficacy by dual orexin receptor antagonists is dependent upon receptor occupancy threshold. BMC Neurosci. 2013; 14: 90.

[9] Abadie P, et al. Central benzodiazepine receptor occupancy by zolpidem in the human brain as assessed by positron emission tomography. Eur J Pharmacol. 1996; 295: 35-44.

[10] Kishi T, et al. Lemborexant vs suvorexant for insomnia: A systematic review and network meta-analysis. J Psychiatr Res. 2020; 128: 68-74.

[11] De Crescenzo F, et al. Comparative effects of pharmacological interventions for the acute and long-term management of insomnia disorder in adults: A systematic review and network meta-analysis. Lancet. 2022; 400: 170-184.

[12] Pétursson H. The benzodiazepine withdrawal syndrome. Addiction. 1994; 89: 1455-1459.

[13] Lader M. Benzodiazepine harm: how can it be reduced? Br J Clin Pharmacol. 2014; 77: 295-301.

[14] Westra HA, et al. As-needed use of benzodiazepines in managing clinical anxiety: Incidence and implications. Curr Pharm Des. 2002; 8: 59-74.

[15] Brandt J, et al. Benzodiazepines and Z-drugs: An updated review of major adverse outcomes reported on in epidemiologic research. Drugs in R&D. 2017; 17: 493-507.

[16] Marcantonio ER, et al. The relationship of postoperative delirium with psychoactive medications. JAMA. 1994; 272: 1518-1522.

[17] Rudolph U, et al. Benzodiazepine actions mediated by specific gamma-aminobutyric acid(A) receptor subtypes. Nature. 1999; 401: 796-800.

[18] Hajak G. A comparative assessment of the risks and benefits of zopiclone: a review of 15 years' clinical experience. Drug safety. 1999; 21: 457-469.

[19] Darcourt G, et al. The safety and tolerability of zolpidem-an update. J Psychopharmacol. 1999; 13: 81-93.

[20] Rush CR, et al. Acute behavioral effects and abuse potential of trazodone, zolpidem and triazolam in humans. Psychopharmacology (Berl). 1999; 144: 220-233.
[21] Voshaar RC, et al. Zolpidem is not superior to temazepam with respect to rebound insomnia: a controlled study. Eur Neuropsychopharmacol. 2004; 14: 301-306.
[22] Hajak G, et al. Abuse and dependence potential for the non-benzodiazepine hypnotics zolpidem and zopiclone: a review of case reports and epidemiological data. Addiction. 2003; 98: 1371-1378.
[23] Park SM, et al. Zolpidem use and risk of fractures: A systematic review and meta-analysis. Osteoporos Int. 2016; 27: 2935-2944.
[24] Herzig SJ, et al. Risk of in-hospital falls among medications commonly used for insomnia in hospitalized patients. Sleep. 2021; 44: zsab064.
[25] Mangusan RF, et al. Outcomes associated with postoperative delirium after cardiac surgery. American journal of critical care : An official publication. Am J Crit Care. 2015; 24: 156-163.
[26] Palagini L, et al. Pharmacotherapeutic management of insomnia and effects on sleep processes, neural plasticity, and brain systems modulating stress: A narrative review. Front Neurosci. 2022: 16: 893015.
[27] Schifano F, et al. An insight into Z-drug abuse and dependence: An examination of reports to the European medicines agency database of suspected adverse drug reactions. Int J Neuropsychopharmacol. 2019; 22: 270-277.
[28] Victorri-Vigneau C, et al. Evidence of zolpidem abuse and dependence: results of the French Centre for Evaluation and Information on Pharmacodependence (CEIP) network survey. Br J Clin Pharmacol. 2007; 64: 198-209.
[29] Dolder CR, et al. Hypnosedative-induced complex behaviours : incidence, mechanisms and management. CNS Drugs. 2008; 22: 1021-1036.
[30] Pressman MR. Sleep driving: Sleepwalking variant or misuse of z-drugs? Sleep Med Rev. 2011; 15: 285-292.
[31] 臼元洋介，他．ゾルピデムにより異常行動をとったと考えられる1剖検例．福岡医誌．2015；106：202-205.
[32] Takaesu Y, et al. Prevalence of and factors associated with sleep-related eating disorder in psychiatric outpatients taking hypnotics. J Clin Psychiatry. 2016; 77: e892-898.
[33] Ho T, et al. Sleep-related eating disorder associated with zolpidem: Cases compiled from a literature review. Sleep Med X. 2020; 2: 100019.
[34] Matsui K, et al. The efficacy of add-on ramelteon and subsequent dose reduction in benzodiazepine derivatives/Z-drugs for the treatment of sleep-related eating disorder and night eating syndrome: a retrospective analysis of consecutive patients. J Clin Sleep Med. 2021; 17: 1475-1483.
[35] Matsui K, et al. Treatment of sleep - related eating disorder with suvorexant: A case report on the potential benefits of replacing benzodiazepines with orexin receptor antagonists. Psychiatry Clin Neurosci Rep. 2023; 2: e123.
[36] Rösner S, et al. Eszopiclone for insomnia. Cochrane Database Syst Rev. 2018; 10: Cd010703.

［37］ Tom SE, et al. Nonbenzodiazepine sedative hypnotics and risk of fall-related injury. Sleep. 2016; 39: 1009-1014.
［38］ Yen CF, et al. Correlates of dependence and beliefs about the use of hypnotics among zolpidem and zopiclone users. Subst Use Misuse. 2015; 50: 350-357.
［39］ Inada K, et al. Prescribing pattern of hypnotic medications in patients initiating treatment at Japanese hospitals: A nationwide, retrospective, longitudinal, observational study using a claims database. Drugs Real World Outcomes. 2021; 8: 277-288.
［40］ National Center for Biotechnology Information. PubChem Compound Summary for CID 3307, Etizolam.
https://pubchem.ncbi.nlm.nih.gov/compound/Etizolam.（閲覧日：2023年6月20日）
［41］ Hildebrand M, et al. Plasma levels and urinary excretion of lormetazepam in patients with liver cirrhosis and in healthy volunteers. Eur J Drug Metab Pharmacokinet. 1990; 15: 19-26.
［42］ Yamamoto K, et al. Pharmacological studies of a new sleep-inducer, 1H-1,2,4-triazolyl benzophenone derivatives (450191-S) (I). Behavioral analysis. Nihon yakurigaku zasshi Folia pharmacologica Japonica. 1984; 84: 109-154.
［43］ Moniri NH. Reintroduction of quazepam: an update on comparative hypnotic and adverse effects. Int Clin Psychopharmacol. 2019; 34: 275-285.
［44］ Roth T, et al. The effect of a single dose of quazepam (Sch-16134) on the sleep of chronic insomniacs. J Int Med Res. 1979; 7: 583-587.
［45］ Ankier SI, et al. A preliminary review of its pharmacodynamic and pharmacokinetic properties, and therapeutic efficacy in insomnia. Drugs. 1988 ;35: 42-62.
［46］ Kales A, et al. Early morning insomnia with rapidly eliminated benzodiazepines. Science. 1983; 220: 95-97.
［47］ Regestein QR, et al. Agitation observed during treatment with newer hypnotic drugs. J Clin Psychiatry. 1985; 46: 280-283.
［48］ Lohmann H, et al. Comparative studies on the efficacy of brotizolam and nitrazepam: A multi-centre study. Br J Clin Pharmacol. 1983; 16 Suppl 2(Suppl 2): 403s-406s.
［49］ Dujardin K, et al. Comparison of the effects of zolpidem and flunitrazepam on sleep structure and daytime cognitive functions. A study of untreated unsomniacs. Pharmacopsychiatry. 1998; 31: 14-18.
［50］ Kuriyama A, et al. Ramelteon for the treatment of insomnia in adults: A systematic review and meta-analysis. Sleep Med. 2014; 15: 385-392.
［51］ Brzezinski A, et al. Effects of exogenous melatonin on sleep: A meta-analysis. Sleep Med Rev. 2005; 9: 41-50.
［52］ Shimura A, et al. Ultra-low-dose early night ramelteon administration for the treatment of delayed sleep-wake phase disorder: case reports with a pharmacological review. J Clin Sleep Med. 2022; 18: 2861-2865.
［53］ van Geijlswijk IM, et al. The use of exogenous melatonin in delayed sleep phase disorder: a meta-analysis. Sleep. 2010; 33: 1605-1614.

[54] Kim MS, et al. Comparative efficacy and acceptability of pharmacological interventions for the treatment and prevention of delirium: A systematic review and network meta-analysis. J Psychiatr Res. 2020; 125: 164-176.
[55] Richardson GS, et al. Circadian phase-shifting effects of repeated ramelteon administration in healthy adults. J Clin Sleep Med. 2008; 4: 456-461.
[56] Kato K, et al. Neurochemical properties of ramelteon (TAK-375), a selective MT1/MT2 receptor agonist. Neuropharmacology. 2005; 48: 301-310.
[57] Karim A, et al. Disposition kinetics and tolerance of escalating single doses of ramelteon, a high-affinity MT1 and MT2 melatonin receptor agonist indicated for treatment of insomnia. J Clin Pharmacol. 2006; 46: 140-148.
[58] Inada T, et al. Psychotropic dose equivalence in Japan. Psychiatry Clin Neurosci. 2015; 69: 440-447.
[59] Grigg-Damberger MM, et al. Poor quality control of over-the-counter melatonin: What they say is often not what you get. JCSM : official publication of the American Academy of Sleep Medicine. 2017; 13: 163-165.
[60] Salanitro M, et al. Efficacy on sleep parameters and tolerability of melatonin in individuals with sleep or mental disorders: A systematic review and meta-analysis. Neurosci Biobehav Rev. 2022; 139: 104723.
[61] Ni X, et al. Updated clinical evidence of Chinese herbal medicine for insomnia: a systematic review and meta-analysis of randomized controlled trials. Sleep Med. 2015; 16: 1462-1481.
[62] Richardson GS, et al. Tolerance to daytime sedative effects of H1 antihistamines. J Clin Psychopharmacol. 2002; 22: 511-515.
[63] Zhang D, et al. Next-day residual sedative effect after nighttime administration of an over-the-counter antihistamine sleep aid, diphenhydramine, measured by positron emission tomography. J Clin Psychopharmacol. 2010; 30: 694-701.

Part 4

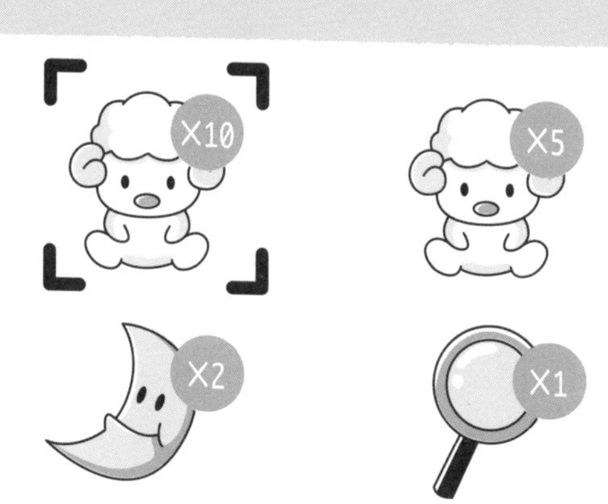

アイテムを選んでください。

睡眠薬処方の「型」

武道・伝統芸能・スポーツなどで規範となるやり方を「型」と呼ぶ。

部活における反復練習と捉えると理解しやすいかもしれない。例えばサッカーでは対面で投げてもらったボールを蹴って返す（浮き球)、置いたボールを両足で交互に繰り返し触る（ボールタッチ）などを繰り返すことで身体に技術を染み込ませる。これがワントラップでの美しいボールキープや、華麗なフェイントで相手を抜き去るドリブルの礎となる。サッカーに限らず、基礎練なしでは経験者に相対して手も足もでないのは、スポーツ経験者であれば誰しも経験したことがあるだろう。

「型」がしっかりしていないと、適切な応用ができないのは、武道・伝統芸能・スポーツに限ったことではない。例えば精神科診療において、初診の段階から絨毯爆撃のように数種類の向精神薬が処方されているケースを目にすることがあるが、その多くは適切な信念が感じられないし、治療もうまくいっていないのではないかと思う。「型があるから型破り。型がなければ、それは形なし」なのである。

ここでは、睡眠薬処方における基本の「型」、すなわち具体的な処方の例を紹介したいと思う。読者となる皆さまには、まずはこの「型」通り処方してみて、感触を会得していただき、そこから各々の症例に様々な手法（そちらはPart 5の「マニュアル編」をご参照いただきたい）を試していただけたらと思う。

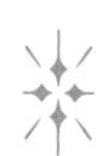睡眠薬処方の前に

「睡眠薬の適正な使用と休薬のための診療ガイドライン」[1]にあるように、不眠症の薬物療法を開始する前には、①十分な症状把握、②治療の要否判定、③睡眠衛生指導、④リスク評価がなされる必要がある。

①、②に関してはPart 2の「総論：睡眠障害の考え方」で、③、④についてはPart 3の「処方の決め方」で解説しているため、ご参照いただきたい。

Part 4

CASE 1　毎日のように寝付きが悪い

主訴が入眠困難で、かつ睡眠薬の使用歴がない場合は、レンボレキサント使用を第一に考える。

> 型 1 - 1 - 1
>
> レンボレキサント（デエビゴ®）2.5～5 mg　1 T　1 ×就寝前

Part 3の「処方の決め方」で解説したように、レンボレキサントは入眠促進効果が十分に期待できる[2]。さらに、身体的依存はきたさないし、乱用リスクも低い。転倒リスクも低く、せん妄を

増悪させないので、高齢者に対しても比較的安全に使用可能である。5mgでも十分な効果が期待できるが、10mgまで増量できるのも良い（10mgのほうが効果も大きいが、翌日の持ち越しを中心とした副作用も出現しやすくなるので注意）。睡眠薬処方の第一剤目として、効果も期待できるし、かつとても無難である。攻守において優れているといえる。

ただし、翌日の持ち越しや悪夢などの副作用がある（これはオレキシン受容体拮抗薬で共通）。副作用が心配な場合はスボレキサントのほうが無難かもしれない。

> **型1-1-2**
> **スボレキサント（ベルソムラ®）10〜20mg 1T 1×就寝前**

スボレキサントは入眠促進効果がレンボレキサントにやや劣る[3]ので、その点は留意が必要。

スボレキサントを使用する場合、10mgから処方開始することが多い。スボレキサントを選ぶ場合は、副作用を気にして低用量から試したいな、という場面が多いためである。また、20mgをはじめに出してしまうと、これ以上増量できないのがあまり好きではない（「部分的に効果が実感できたときに、さらに増量するオプションがあったほうが患者さんは嬉しいだろう」という私の美学による）。もちろん15mgもしくは20mgから始めていただいて構わない。そちらのほうが添付文書上、正しい処方である。

以上に示したように、入眠困難に対する初めての睡眠薬はオレキシン受容体拮抗薬一択！　今となっては、オレキシン受容体拮抗薬よりもベターな選択などありません（断言）！

レンボレキサントやスボレキサントが入眠困難に対し効果不十分だった場合、まずは、最大用量への増量を試してほしい（レンボレキサント：10mg、スボレキサント：20mg、65歳以上では15mg)。しかし十分に効果がないとき、あるいは副作用などで服用できなかったときには$GABA_A$受容体作動薬の使用を考える。その場合、安全性プロファイルに優れたエスゾピクロンを使用するのが妥当だろう。

Part 4

型1-2-1

エスゾピクロン(ルネスタ®) 2mg 1T 1×就寝前

しかし、エスゾピクロンは苦味が出ることがある。その場合、ゾルピデムもよいだろう。

型1-2-2

ゾルピデム(マイスリー®) 5mg 1T 1×就寝前

ゾルピデムは旧来のベンゾジアゼピン系睡眠薬と比べると安全面において優れているとはいえ、エスゾピクロンと比べると、転倒リスク[4]やパラソムニアの賦活[5]などのリスクがあるので、注意したい。

CASE 2 寝ている途中で目が覚めてしまって再度眠れない

睡眠維持困難に対しても、基本的にオレキシン受容体拮抗薬でOK。

> 型2-1-1
> レンボレキサント（デエビゴ®）2.5～5mg 1T 1×就寝前

> 型2-1-2
> スボレキサント（ベルソムラ®）10～20mg 1T 1×就寝前

睡眠維持困難に対して処方するときのポイントとして、「中途覚醒したとしても、その後すぐに眠れたらOKと考えて、あまり気にしないでください」と説明することにしている。頻繁な中途覚醒自体は、年齢による正常な睡眠の変化として、高齢者では特に生じやすいためである。

上記処方も、基本的には「中途覚醒時に再入眠しやすくなる薬です」と説明して処方するとよい。そのほうが患者さんも効果を実感しやすいと思う。実際、オレキシン受容体拮抗薬は中途覚醒の回数は減らさないものの、中途覚醒後の再入眠困難に有効であるとの報告がある[6]。

$GABA_A$受容体作動薬のほうが患者さんの評判は良いかもしれない（主観的な睡眠の質の改善においては、$GABA_A$受容体作動薬はオレキシン受容体拮抗薬に勝る[7]）。上記のようなオレキシン受容体拮抗薬の効き方と異なり、ベンゾジアゼピン系睡眠薬を使用すると「中途覚醒がなくなりました」という感じの効き方になることもそれなりにある気がする。ただし、ベンゾジアゼピン系睡眠薬は奥の手と考えてほしい。少なくともこれだけ効果と安全性に優れた代替薬がある今、睡眠薬を初めて服用する方にあえてベンゾジアゼピン系睡眠薬を処方するのは避けるべきである。

ということで、睡眠維持困難に対する初めての睡眠薬もオレキシン受容体拮抗薬一択！

オレキシン受容体拮抗薬であるレンボレキサントやスボレキサントが睡眠維持困難に対し効果不十分であった場合、これもまずは、最大用量への増量を試してほしい（レンボレキサント：10mg、スボレキサント：20mg、65歳以上では15mg）。

それでもダメだった場合はエスゾピクロンの使用を考える。

型2-2-1
エスゾピクロン(ルネスタ®) 2mg 1T 1×就寝前

エスゾピクロンが苦味などで服用できない場合、ゾルピデムでもよいかもしれない（睡眠維持困難に対しての使用も推奨されている[2]）が、ゾルピデムは半減期の短さが気になる（より半減期の短いトリアゾラムはむしろ睡眠維持困難を引き起こす可能性がある[8]）。この場合、副作用リスクについて十分にアセスメントしたうえで、ブロチゾラムを使用するのはありだと思う。

型2-2-2
ブロチゾラム(レンドルミン®)0.25mg 1T 1×就寝前

また服薬の中止を踏まえた出口戦略を意識するのであれば、以下のように少量からクアゼパムを使ってもよいかもしれない。半減期の長さによる副作用（翌日への持ち越しや転倒リスク）には注意が必要。半錠からの開始がお勧め。

型2-2-3
クアゼパム(ドラール®)15mg 0.5T 1×就寝前

海外では、睡眠維持困難に対して、鎮静系抗うつ薬であるドキセピンの使用が推奨されており[2]、オレキシン受容体拮抗薬で十分な効果がない場合の良いオプションになると思われる。しかしドキセピンは日本では未承認薬である。

その代わり（?）日本ではトラゾドンを中心とした鎮静系抗うつ薬が臨床の現場でよく使用されている。これは適応外使用となるので、Part 7の「オフレコ！　適応外処方を出した主治医が考えていそうなこと」で解説することとする。

CASE 3　"不眠時"頓服薬

Part 2の「不眠症の診断基準」の中でも記載したように、不眠症状が週3回未満、すなわち「不眠障害」の診断基準を満たさない水準であっても睡眠薬使用のニーズはある。したがって頓服薬の使用法についても習熟していることが望ましい。

頓服薬使用の際も、まずはオレキシン受容体拮抗薬でよいだろう。入眠困難に対しても効果が期待できるレンボレキサントが第一候補となる。

● 入眠困難

> 型 3 - 1 - 1
> 不眠時：レンボレキサント（デエビゴ®）2.5〜5 mg　1 T

$GABA_A$受容体作動薬を使うのであれば比較的安全面において優れているエスゾピクロンが良い候補となる。また安全性には一定の注意が必要だが、ゾルピデムもよいだろう。なお、これまで明確な指針は出されてはいないが、依存形成のリスクを減らすためにも$GABA_A$受容体作動薬の頓服使用の頻度は週2回程度とするのが望ましいと思われる。ベンゾジアゼピン系睡眠薬の頓服使用は推奨されない[1]ので注意。

> **型3-1-2**
> 不眠時:エスゾピクロン(ルネスタ®) 1～2mg 1T

> **型3-1-3**
> 不眠時:ゾルピデム(マイスリー®) 5mg 1T

● 睡眠維持困難

さて、睡眠維持困難に対してはどうすべきだろうか。これは非常に迷うところである。というのも、中途覚醒したときに睡眠薬を服用すると、翌朝に持ち越しが生じるリスクが非常に高いためである。

前提として、睡眠維持困難に対して頓服薬は使わない、という選択肢をぜひ検討してほしい(Part 3の「睡眠薬を処方しない」選択肢を参照)。どうしても頓服薬を使いたい場合には、翌日の持ち越しを中心とした副作用について十分に説明しておく必要がある。

さて、ここではどうしても使いたい場合、であることを仮定して解説する。睡眠薬の適正な使用と休薬のための診療ガイドライン[1]によれば、「翌朝に睡眠薬が残らないようにするためには、(中略) 起床時刻より6〜7時間前までとし、もう少し遅くなる場合には錠剤を半分にして使うなどをお勧めします」と明記されているので、これに準拠することとする。

現時点では頓服薬に関するエビデンスがあまりないが、臨床の現場ではオレキシン受容体拮抗薬が睡眠維持困難に対する頓服としてもよく使用されるのではないかと考えられる。

型3-2-1
中途覚醒時:レンボレキサント(デエビゴ®)2.5mg 1T

$GABA_A$受容体作動薬を使用する場合、ゾルピデム10mgが服用4時間後のパフォーマンス障害につながるとした報告がある[9]点には留意したい。同研究ではゾルピデムと同様に超短時間作用型の非ベンゾジアゼピン系睡眠薬であるザレプロン（日本未発売）による影響は目立たなかったとされており、力価の問題であった可能性がある。以上から半減期の短い薬剤を低用量で使用するのがよいだろう。

型3-2-2
中途覚醒時:エスゾピクロン(ルネスタ®) 1mg 1T

Part 4

型3-2-3

中途覚醒時：ゾルピデム（マイスリー®）5mg 0.5T

また、中途覚醒時の頓服を希望される方は高齢の方が多い。転倒リスクなど踏まえると、ラメルテオンもよいかもしれない。この場合は思い切って1錠でもよいと思う（持ち越しがある場合には他の薬剤に変更を）。

型3-2-4

中途覚醒時：ラメルテオン（ロゼレム®）8mg 1T

一般に、「起床時刻の4時間前」を過ぎた場合には頓服として服用しないことが推奨されている〔これも明確な根拠はない。ゾルピデム舌下錠（日本未発売）を用いた研究[10]が傍証となる〕。患者さんごとに起床時刻を聴取し、例えば普段7時に起床する患者さんであれば、「3時を過ぎたら服用しないでくださいね」という説明するのがよいだろう。

● 病棟での不眠時頓服指示

病棟での不眠時頓服薬を決めておきたいというニーズもあるのではないかと思う。病棟での不眠時頓服は入眠困難に対しても使用されることがあるし、中途覚醒に対しても使用されることがある。また、病棟に入院している患者さんは相対的に高齢者が多く、せん妄リスクが高い患者さんも含まれるかもしれない。

以上を踏まえると、病棟での約束処方は、以下を基準にすると最も良いのではないかと考える。ぜひご活用いただきたい。

型3-3-1「病棟での不眠時の型」
レンボレキサント(デエビゴ®)2.5mg 1T
1日2回まで、夜中の3時以降は服用不可

CASE 4 睡眠薬の使用が不安な方

不眠症を有する方には、不安が強い方が少なからずおり、服薬行動そのものが不安の対象となることがある。なので、不眠症に対しての治療を希望し来院したはずの患者さんが、服薬に対して強い心理的抵抗を示し、治療者が困惑する、なんてことも少なからずある。

依存のリスクがあるベンゾジアゼピン系を中心に、睡眠薬が不安の対象となるのはうなずける話である。「え、薬飲みたくないん？　なんのために来院したん？」とツッコみたくなる場面もあるかもしれないが、ぐっとこらえよう。こういうときに漢方薬の使用を提案すると喜ばれることがあるので、ある程度は用法を知っているとよいだろう。なお、私は東洋医学的な理論体系に全く通じていない。専門家の方が見たら、いろいろと物申したくなる内容かと思うが、以下に使用例を示す。

第一に挙げるのが抑肝散および抑肝散加陳皮半夏である。いずれも「神経過敏でイライラして眠れない」という不眠が対象となる（「肝＝怒りやイライラ」を「抑える」との名の通り）。抑肝散は「体力中等度の人（中間証と呼ばれる）」が対象であるのに対し、抑肝散加陳皮半夏は「体力が低下し、悪心、嘔吐、胃部停滞感などの胃腸症状を伴う人（虚症と呼ばれる）」に用いられる。抑肝散は睡眠構築を障害せず、主観的な不眠症状を改善する可能性が示唆されている[11]。

> **型 4 - 1**
> 抑肝散（もしくは抑肝散加陳皮半夏）1 包　1 ×就寝前

次に挙げるのが酸棗仁湯である。「疲れているのに眠れない」というタイプに適していると言われている。酸棗仁湯は中国からのランダム化比較試験をまとめたメタアナリシスにより有効性が示唆されている[12]ほか、日本からの報告でも、精神疾患に併存する不眠に対する効果が示唆されている[13]。

> **型 4 - 2**
> 酸棗仁湯　1 包　1 ×就寝前

本稿ではいずれの漢方薬においても１日１包（就寝前）の処方例を示した。もちろん添付文書通り、１日３包の処方で全く問題ないので、適宜増量をご検討いただきたい。

なお、漢方薬も全くリスクがないわけではない。特に甘草による偽アルドステロン症、サンシシによる腸間膜静脈硬化症といった、一部の生薬による副作用には注意が必要である。特に他の漢方薬を併用中の方では、定期的な血液検査や臨床症状の十分なモニタリングが望ましい。

参考文献

[1] 三島和夫．睡眠薬の適正な使用と休薬のための診療ガイドライン．じほう，2014.

[2] Sateia MJ, et al. Clinical practice guideline for the pharmacologic treatment of chronic insomnia in adults: An American Academy of Sleep Medicine Clinical Practice Guideline. J Clin Sleep Med. 2017; 13: 307-349.

[3] Kishi T, et al. Lemborexant vs suvorexant for insomnia: A systematic review and network meta-analysis. J Psychiatr Res. 2020; 128: 68-74.

[4] Tom SE, et al. Nonbenzodiazepine sedative hypnotics and risk of fall-related injury. Sleep. 2016; 39: 1009-1014.

[5] Dolder CR, et al. Hypnosedative-induced complex behaviours : Incidence, mechanisms and management. CNS Drugs. 2008; 22: 1021-1036.

[6] Herring WJ, et al. Suvorexant in patients with insomnia: Pooled analyses of three-month data from phase-3 randomized controlled clinical trials. J Clin Sleep Med. 2016; 12: 1215-1225.

[7] De Crescenzo F, et al. Comparative effects of pharmacological interventions for the acute and long-term management of insomnia disorder in adults: a systematic review and network meta-analysis. Lancet. 2022; 400: 170-184.

[8] Kales A, et al. Early morning insomnia with rapidly eliminated benzodiazepines. Science. 1983; 220: 95-97.

[9] Verster JC, et al. Residual effects of middle-of-the-night administration of zaleplon and zolpidem on driving ability, memory functions, and psychomotor performance. J Clin Psychopharmacol. 2002; 22: 576-583.

[10] Vermeeren A, et al. Residual effects of low-dose sublingual zolpidem on highway driving performance the morning after middle-of-the-night use. Sleep. 2014; 37: 489-496.

[11] Ozone M, et al. Effect of yokukansan on psychophysiological insomnia evaluated using cyclic alternating pattern as an objective marker of sleep instability. Sleep Biol Rhythms. 2012; 10: 157-160.

[12] Zhou QH, et al. Suanzaoren formulae for insomnia: updated clinical evidence and possible mechanisms. Front Pharmacol. 2018; 9: 76.

[13] Miyaoka T, et al. Efficacy and safety of sansoninto in insomnia with psychiatric disorder: An open-label study. Artern Integr Med. 2015; 4: 1-6.

Part 5

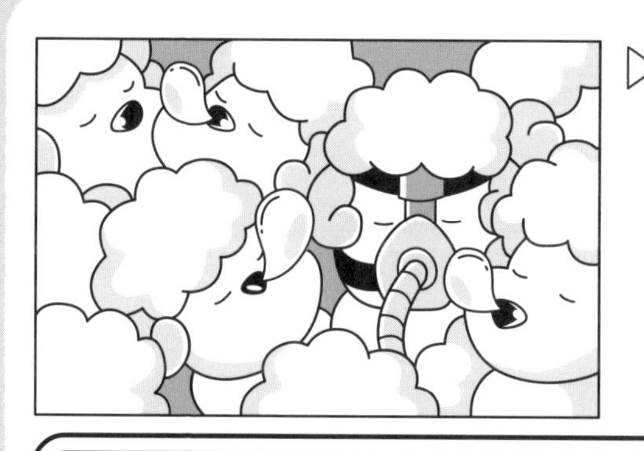

▷ おこす
かんさつ
にどね

＜安眠組織に伝わる詩＞
10頭の病んでる羊　心配事が増えるから　夜のカフェインをやめた　眠れない9頭
9頭の病んでる羊　悪夢で目が覚める　あきらめて頓服した　眠れない8頭
8頭の病んでる羊　自分のいびきが気になる　CPAPで解決した　眠れない7頭
……

マニュアル編(Q&A)

長時間臥床が是正できない高齢者の不眠症状に対してはどうしたらいい？

Part 2の「高齢者に典型的な不眠のパターン」で示したように、年齢が上がるほど、必要な睡眠時間は短くなっていくのに、臥床時間のほうは長くなりがちで、このギャップが不眠症状の遷延化の原因となる。そのため「遅寝早起き」を指導し、実際に寝られる時間に合わせて臥床時間を短くするよう指導する。これは高齢の不眠症患者の多くに有効な手法である。

一方で、「どうしても夜21時になると疲れてしまって横になりたくなる」といった方もいるし、1日中寝たきりの方もいる。このような身体的活動が十分にできず、不眠の改善の糸口が見えないケースでどのように薬物療法をしていくか、はしばしば臨床的な課題となる。高齢者に限らず、神経変性疾患によるADLの低下や、慢性疲労が生じる病態など、患者さん本人の意思ではどうにもならない、とても心苦しい場面は時にある。

このような状況下で非常に重要だと思っているのが「(長時間臥床が是正できない限り）不眠は絶対に治らない」とはっきり伝えることである。もちろんとても申し訳ないし、気の毒なことである。患者さんのつらさに共感しつつ、丁寧にお伝えしなくてはならない。

このような、おそらく不眠が治ることはないであろう患者さんに対しては、「不眠症状が治らないなりに、夜の時間をどう過ごすか」にフォーカスする。すなわち不眠を治すことをゴールとするのではなく、眠れずつらい時間を楽しく過ごせる時間に切り替えられるよう介入していく。身体的活動が十分にできない方が多いので、ラジオやポッドキャストなど音声メディアの活用をお勧めしていることが多い。場合によっては開き直ってTV視聴を勧めることもある（一般的には夜間の光曝露は睡眠には良くないので注意）。

こういう症例に対しても睡眠薬はもちろん使ってよいのだが、使用する際にはとにかくリスクに配慮した処方とする。

処方例

- レンボレキサント（デエビゴ®）2.5～10mg 1T 1×就寝前
  または
- スボレキサント（ベルソムラ®）10～20mg 1T 1×就寝前
  または
- ラメルテオン（ロゼレム®）8mg 1T 1×就寝前

いずれにせよ、どれもそこまでは効果が期待できない、とはじめにお伝えしておくことが肝要と思う。くれぐれも「不眠を治すこと」をゴールとしてはいけない。

勤労世代の不眠症状で注意すべきことは？

勤労世代の不眠症状では、高齢者に典型的な不眠のパターンと異なり、臥床時間が長すぎる、というケースは少ない。なんらかの生活上のストレス（仕事や人間関係など）がきっかけになるものがあるし、逆に明確な理由が見当たらないものもあるが、長きにわたって連日の不眠症状が続く場合には注意しなくてはいけないことがある。これは精神疾患の併存である。

一般に不眠を訴えて来院する患者さんの約1/3が気分障害もしくは不安障害を併存していると報告されている[1]。さらに、初発のうつ病の約40%で、前駆症状として不眠が生じるとされている[2]。表情がみるからに陰鬱としていたり、制止症状が目立つ（思考や行動のテンポが遅くなる）患者さんであれば、すぐに看破できるかもしれない。しかし、中には外来ではハキハキと話すものの、自宅での生活は抑うつ症状のために荒廃しているような方もいて、鑑別が難しいことがある。

この場合も睡眠薬はもちろん使ってよい（Part 4で示した方法で問題ない）が、特に初期治療でうまくいかない場合には精神科専門医に相談するのがよいだろう。「①物事に対してほとんど興味がない、または楽しめない」、「②気分が落ち込む、憂うつになる、または絶望的な気持ちになる」の2点（うつ病エピソードの主要な2項目である）を聴取するだけでも抑うつ状態のスクリーニングには役立つ[3]とされているので、ご活用いただきたい。

どの薬剤を使用しても「毎日3時間しか寝られないです」との訴えが続くときにはどうすべき？

不眠症患者において睡眠ポリグラフ検査を実施し、客観的に睡眠時間を調べると、自覚的な睡眠時間を短く見積もっていることがある。具体例を挙げると、睡眠ポリグラフ検査をした患者さんに「先日は何時間くらい寝られましたか」と聞くと「3時間くらいですかね」と答えるにもかかわらず、客観的には合計6時間半程度の睡眠がとれていた、なんてケースがままある。これを睡眠状態の誤認という（逆説性不眠とも）[4]。

睡眠状態の誤認が顕著な方では、睡眠薬の効果があまり実感できていない、もしくは最初は効果があったもののすぐに効かなくなってしまった、なんてことが多い。したがって、薬物療法では、なるべく$GABA_A$受容体作動薬は避け、不必要に多剤・高用量とならないように気をつけるべきである。

長時間臥床や、睡眠・覚醒リズムの不規則さ、カフェインやアルコールの使用などが睡眠状態の誤認の背景として挙げられているが[4]、なかでも長時間臥床の影響が大きいように思う。睡眠ポリグラフ検査を行い、具体的に何時間寝ていたか確認することで、本人が納得し、その結果治療がうまくいくこともある。したがって睡眠状態の誤認が疑われた場合には、睡眠障害の専門外来への紹介を検討するのもよいだろう。

睡眠薬を2剤もしくはそれ以上使うのはどうなの？

睡眠薬を用いた治療が部分的には効果があったものの、まだ不十分というケースなどで、異なる睡眠薬を2剤もしくはそれ以上使用したい場面があるだろう。例えば、以下のような処方が従来行われてきた。

（本来望ましくない）処方例：

- ゾルピデム（マイスリー®）10mg 1T 1×就寝前
- ニトラゼパム（ベンザリン®）5mg 1T 1×就寝前
- エチゾラム（デパス®）0.5mg 1T 1×就寝前

この処方例は$GABA_A$受容体作動薬が多剤かつ高用量となっており、あまり真似しないでほしいやり方である（$GABA_A$受容体作動薬を中心に、睡眠薬はできるだけ用量を増やさず、かつ短期間で投与するべき、とされている[5]）。しかし、ここまで積み上がってしまった背景には、おそらく「最初は効いたんだけど、だんだん効かなくなっちゃって……」といった患者さんの悩みがあるはずである。「気の毒だな……」と主治医の優しさの結果こうなってしまった、と言い換えられるかもしれない。

睡眠障害の専門外来をやっていると、時にこのような症例が難治の不眠症、として紹介される。中にはここまで不眠が遷延した理由が特定でき、うまく対処できることがある。そのパターンで多いのが、

① 長時間臥床パターン（本人が本来寝られる時間以上に臥床しているパターン）
② 背景になんらかの精神疾患（うつ病、不安障害など）があるパターン

である。

①であれば、Part 2で示した遅寝早起き指導がうまくいけば、不眠が改善し、睡眠薬も減らせることがある。②であれば、抗うつ薬などを使用した治療が奏効した後、睡眠薬も減らせることがある。

もちろんこのようにわかりやすい症例ばかりではない。私もうまく改善に導けないことがあり、やむなく多剤、高用量をDo処方していることも少なからずある。一度増やしてしまうとなかなか減らすのは難しいので、なるべく多剤・高用量は出さないでおきましょう、というキャンペーンをしているわけである。

睡眠薬の併用の効果について検証した報告はなく、確たるエビデンスがあるわけではないが、併用する場合は同じ作用機序の睡眠薬を多種類併用するのではなく、作用が異なる睡眠薬を併用したほうが、より効果が期待できるのではないかと考えられている[5]。したがって、以下のような処方例が考えられるだろう。

処方例

- レンボレキサント(デエビゴ®)10mg 1T 1×就寝前
- ゾルピデム(マイスリー®)10mg 1T 1×就寝前

(難治例では、ラメルテオンの上乗せによる効果はあまり期待できない印象がある)

なお、睡眠薬を同時に3種類以上処方すると、処方料・処方箋料の減算の対象となることがある。ここでいう睡眠薬の対象には $GABA_A$ 受容体作動薬のみならず、メラトニン受容体作動薬やオレキシン受容体拮抗薬も含むため、$GABA_A$ 受容体作動薬を2種類使用しているところから減薬を目指して、メラトニン受容体作動薬やオレキシン受容体拮抗薬を併用すると、減算の対象となりうる点には留意が必要である。

一方、漢方薬やエチゾラム（抗不安薬であるため）は睡眠薬3種類以上の対象外となっている。さらに、鎮静系抗うつ薬も睡眠薬3種類以上の対象外である。鎮静系抗うつ薬は $GABA_A$ 受容体作動薬やオレキシン受容体拮抗薬とは作用機序が全く異なることもあり、一般的な睡眠薬と併用するとうまくいくことがある。鎮静系抗うつ薬の使い方についてはPart 7の「オフレコ！ 適応外処方を出した主治医が考えていそうなこと」で解説する。

夜寝付けないと同時に、朝起きられない患者の対応はどうすべき？

Part 2の「若年者に多い睡眠・覚醒相後退障害」で示したように、若年者を中心にしばしば見られる睡眠・覚醒相後退障害の患者さんが、入眠困難を訴えて来院することがある。

これを不眠症と考えて睡眠薬を投与しても期待した効果が得られない、あるいは全く効果がないこともある。したがって、鑑別を有する別の疾患、と考えて慎重に対処すべきである。

メラトニンを就寝時間より数時間早く内服することで、概日リズム位相の前進が期待できる。メラトニンの使用では、内因性メラトニンの分泌開始時刻の5時間前に投与した場合の位相前進効果が最も大きかったと報告されている[6]。例えば普段の入眠時刻が4時頃の患者さんであれば、内因性メラトニン分泌開始時刻は習慣的な入眠時刻の1～2時間前（すなわち2～3時頃）になるため、その5時間前、19～20時頃にメラトニンを服用するとよいだろう、という話になる（図1）。

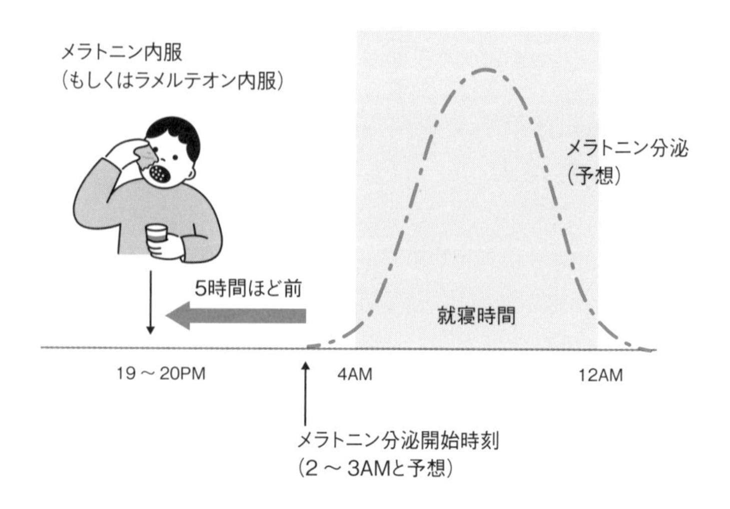

図1　**メラトニン服用のタイミング**

2023年6月時点では、メラトニン顆粒（メラトベル®）は「神経発達症を有する睡眠障害患者の小児」にのみ使用可能だが、その場合は次のような処方を試す。

メラトニン顆粒(メラトベル®) 1 mg 1 × 20時服用

メラトニンが使用できない場合、睡眠・覚醒相後退障害に対してメラトニン受容体作動薬であるラメルテオンを使用するが、睡眠・覚醒リズムの前進を目指すにあたって、通常用量のラメルテオン（8 mg）は1～4 mgよりも効果が劣る可能性が指摘された[7]。そ

のため、次のような一見変わった処方をする。

ラメルテオン(ロゼレム®)0.25錠 1×20時服用

メラトニン、ラメルテオンはともに、服用時刻は適宜変更して構わない。あまり早めの時間に服用するのが不安、もしくは眠くなってしまうと困る、ということであれば、例えば「就寝目標時刻の1～2時間前に服用」とするのも手である。食後では血中濃度に影響が生じる可能性があるが、睡眠・覚醒相後退障害の治療においては服用する習慣がより大切なので、食事時間に関係なく、一定の時刻に服用するよう指導して差し支えない。

詳しくは「処方の決め方」で解説したが、睡眠・覚醒リズムの前進を目指すうえで、ラメルテオンは上記よりもより低用量のほうがより有効である可能性も示唆されている[8]ので、もう少し細かい用量とするのもよいかもしれない（私はラメルテオン0.1錠、粉砕指示なんてすることもある。薬剤師の皆さま、いつもご迷惑をおかけしてすみません……）。

Q 閉塞性睡眠時無呼吸に不眠が併存した場合はどうする？

閉塞性睡眠時無呼吸は、睡眠中に生じる上気道閉塞により呼吸停止が繰り返し生じ、夜間の睡眠分断および間欠的な低酸素血症が生じる睡眠障害である。睡眠時無呼吸症候群（sleep apnea syndrome：SAS）の名称のほうが馴染みがあるかもしれない。

閉塞性睡眠時無呼吸はSASのうち、口や鼻から声帯に至る気道の狭窄により生じるものを指す。中高年の肥満男性に多い疾患で、日中の眠気や起床時の頭痛などの翌日への影響のほか、将来の心血管疾患を中心とした健康リスクにつながると考えられている。

前提として、閉塞性睡眠時無呼吸に対して有効とされる薬物療法はない。重症例では持続陽圧換気療法（CPAP療法と呼ばれるものである）、軽症例では口腔内装置と呼ばれるマウスピースを装着する治療が行われる。しかし同時に、閉塞性睡眠時無呼吸の患者さんにもしばしば不眠症状が出現し、CPAPや口腔内装置が十分に使用できないことがある。特にCPAPの開始直後の患者さんでは、空気の圧に慣れずになかなか寝付けない、ということも少なくない。

睡眠薬として古くから使用されていた$GABA_A$受容体作動薬は筋弛緩作用を有することから、舌根沈下を増悪させ、気道の閉塞を増悪させる、というのがこれまでの通説だった（それを支持する報告もある[9]）。

しかし、近年のメタアナリシスから、少なくとも非ベンゾジアゼピン系睡眠薬を服用しても閉塞性睡眠時無呼吸の重症度に影響を与えない可能性が高いことが示唆された[10]。補助的な睡眠薬の使用がCPAPの使用率の向上に寄与する可能性も指摘されている[11]ので、閉塞性睡眠時無呼吸患者に対しても適宜使用してよいと思われる。もちろん筋弛緩作用をもたないメラトニン受容体作動薬やオレキシン受容体拮抗薬も良い適応となる。

レストレスレッグス症候群の薬物療法は？

レストレスレッグス症候群（むずむず脚症候群）は夕方から夜間を中心に、下肢の不快な感覚が生じ、いてもたってもいられなくなる状態を典型的な症状とする疾患である（表1）。レストレスレッグス症候群では、入眠困難や中途覚醒といった不眠症状がしばしば生じるが、下肢の不快感そのものには睡眠薬が効かないために、適切な診断・介入がされないと難治の不眠症状を呈することがある。

表1　**レストレスレッグス症候群の診断における必須基準(国際RLS研究グループの診断基準[12]に準拠)**

1．下肢を動かしたいという強い欲求(下肢の不快感を伴う、もしくは下肢の不快感により動かしたいという強い欲求がしばしば生じる)
2．横になっている、座っているなどの安静時や身体を動かしていないときに、下肢を動かしたいという強い欲求や不快感が生じる、もしくは増悪する
3．歩いたりストレッチをすることで、少なくともその活動を続けている間は下肢を動かしたいとの強い欲求や不快感が部分的にまたは完全に改善する
4．下肢を動かしたいとの強い欲求や不快感は日中に比べて夕方ないし夜に増悪するか、または夕方ないし夜のみに生じる
5．上記の症状は、他の医学的、行動的な状況で説明できない(例:筋肉痛、静脈うっ滞、下肢浮腫、関節炎、こむら返り、姿勢による不快感、貧乏ゆすり)

治療薬としては、ドパミンアゴニストであるプラミペキソール(ビ・シフロール®)やロチゴチンパッチ(ニュープロパッチ®)、ガバペンチンエナカルビル(レグナイト®)が使用される[13]。

処方例

- プラミペキソール(ビ・シフロール®)0.125mg 1T 1×夕食後

  または
- ロチゴチンパッチ(ニュープロパッチ®)2.25mg 1枚 1日1回貼付

  または
- ガバペンチンエナカルビル(レグナイト®)300mg 1T 1×夕食後

中でもプラミペキソールが最もよく使用される薬剤だろう。プラミペキソールは0.125mgから開始し、状況に応じて漸増するが、0.5mgを超えるとaugmentationと呼ばれる奇異反応（下肢不快感がひどくなったり、早期に出現したりする）が現れやすくなる[14]。添付文書上、0.75mgまで増量可能だが、増量しすぎないようにしたい。また、効果が発現するまでに1～2時間を要するので、下肢症状がひどくなる時間よりも少し早めに服用するとよい。ロチゴチンパッチは貼付剤で、日中症状が強い重症例にも良い適応となるが、皮膚症状（皮膚かぶれ）が生じやすいのが難点である。入浴によりしばしば剥がれてしまうので、お風呂上がりに貼付するよう指導する。

併せてレストレスレッグス症候群は、鉄欠乏により二次的に生じることが知られている。血清フェリチン値が75ng/mL以下であれば鉄補充をすべき[13]とされている（意外と高い水準なので驚かれるかもしれない）。特に女性患者に対しては積極的な補充が望ましいだろう。

処方例

- 乾燥硫酸鉄（３）徐放錠（フェロ・グラデュメット®）105mg 1T 1×夕食後
  または
- クエン酸第一鉄ナトリウム錠（フェロミア®）50mg 2T 2×朝夕食後

お酒が大好きでどうしてもやめられない人の不眠症状に対してどうすべき？

アルコールには寝付きをよくする作用があることから、古くから睡眠薬の代わりとして使用されてきた。実際、高用量のアルコール摂取により、入眠潜時が短縮し、夜間前半の徐波睡眠も増える。しかし同時に、夜間後半の睡眠が分断しやすくなる。さらに、連日のアルコール摂取により耐性が生じ、睡眠の改善効果も目立たなくなる[15]。したがって、不眠の対処としてアルコールを常用していると、次第に飲酒量が増えていくリスクもあるといえる。

以上から、不眠症状に対してアルコールを使用するのは絶対に避けるべきである。睡眠衛生指導の一つとして節酒指導を行うのは基本となる。

また基本的に睡眠薬とアルコールを併用すべきではない。特に$GABA_A$受容体作動薬は、アルコールとの相乗作用を有し、併用により奇異反応や記憶障害が生じやすくなる[16, 17]。お酒が好きでやめられない人への処方は避けるべきだろう。

一方、メラトニン受容体作動薬やオレキシン受容体拮抗薬については、どうしてもお酒をやめられない依存症患者に対して比較的安全に使える可能性も指摘されている[18, 19]。もちろんアルコールとの併用は望ましくないし、副作用には注意すべきだが、一つの選択肢とはなるかもしれない。処方例は次の通りとなる。

処方例

- レンボレキサント(デエビゴ®)2.5～10mg 1T 1×就寝前
  または
- スボレキサント(ベルソムラ®)10～20mg 1T 1×就寝前
  または
- ラメルテオン(ロゼレム®)8mg 1T 1×就寝前

薬剤性(例:ステロイド、βブロッカー)の不眠症状に対してどうすべき?

視床下部-下垂体-副腎系の賦活を介して覚醒を促すステロイド、内因性メラトニン分泌を阻害するβブロッカーなどの薬剤はしばしば不眠症状の原因となる薬剤である。その他、気管支拡張薬であるテオフィリンや、一部の抗うつ薬、抗ADHD薬なども不眠の原因となることがある[20]。

例えば抗うつ薬で不眠になった場合などは、他の抗うつ薬に切り替えるなどでの対処が比較的容易である。他方、ステロイドなど身体疾患の治療のためにどうしても中止できない薬剤もある。経験上、ステロイドによって二次的に生じる不眠に対しては、どの睡眠薬も期待した効果が十分には得られない印象がある。

薬剤性の不眠症状に関しては、該当薬剤の減量・中止ができないと改善しにくいことを丁寧に説明し、理解を得る必要がある。効果がないからといって高用量の睡眠薬を使用するのは、副作用リスクを考えるとやはり避けたい。もちろん睡眠薬が全く効果がないわけではないので、冒頭の「長時間臥床が是正できない高齢者の不眠症状に対してはどうしたらいい？」と同様に、眠れないなりに日常をうまく過ごせるようアドバイスしつつ、気長に処方調整していくのがよいだろう。

認知症患者の不眠症状に対してどうすべき？

高齢になればなるほど夜間の睡眠分断が生じやすいが、これは認知症患者ではより顕著である。認知症患者ではメラトニンを中心とした概日リズム指標の日内変動があまり目立たなくなっていく[21]が、結果として昼夜のメリハリが消失し、昼間は居眠りしやすく、夜は中途覚醒を繰り返しやすくなる。

本来あるべき昼夜のメリハリを取り戻すことが、認知症患者の不眠治療における前提となる。具体的には日中なるべく体を起こし活動を促していく、できるだけ頻繁なコミュニケーションをとっていくことが重要となる。また、適切な高照度光への曝露は睡眠のみならず、二次的に生じる行動障害にも有効と考えられている[22]。認知症患者においては、午前中のみならず、夕方の高照度光曝露も睡眠の安定化に寄与すると報告されている[23, 24]。

上記アプローチだけでは不眠症状が改善しないケースもある。もちろん薬物療法を行うのも良いオプションである。認知症患者ではせん妄リスクに留意する必要性がより高い[25]ため、メラトニン受容体作動薬やオレキシン受容体拮抗薬[26-28]を使用する。

処方例

- レンボレキサント（デエビゴ®）2.5～10mg 1T 1×就寝前
- スボレキサント（ベルソムラ®）10～20mg 1T 1×就寝前
- ラメルテオン（ロゼレム®）8mg 1T 1×就寝前

経口摂取が難しい患者に対する睡眠薬使用のコツは？

睡眠薬は経口摂取が基本となるものがほとんどである（ゾルピデムやブロチゾラムは口腔内崩壊錠があるが、投与の際には問題なく嚥下できる必要がある。海外ではゾルピデムの舌下錠があるが、日本では使用できない）。また睡眠薬の貼付剤や坐剤、注射剤はない。フルニトラゼパム（サイレース®）は静注で使用可能だが、不眠症患者への使用は安全上の理由から控えるべきである。一般に推奨はされていないものの、簡易懸濁法はすべての睡眠薬で現実的には実施可能であり、経鼻胃チューブ、胃瘻などから投与することができる。

簡易懸濁法を用いる場合の薬剤選択も基本的にはPart 4に示した型通りで問題ない。ただし経口摂取が難しい患者さんにはせん妄リスクが高い方が含まれるかもしれない。特に睡眠薬を初めて処方する場合には、認知症高齢者に対する睡眠薬使用と同様に、せん妄予防効果を有するメラトニン受容体作動薬やオレキシン受容体拮抗薬[26-28]の使用を優先し、$GABA_A$受容体作動薬の使用は避けたほうが無難である。

CYP３Aを強く阻害する薬剤を使用しているときにはどうすべき？

CYP３Aを阻害する薬剤はオレキシン受容体作動薬の血中濃度を上昇させ、副作用が強く出ることが懸念される。本書でしばしば推奨しているオレキシン受容体作動薬は使用がかなり限定されるため、注意する必要がある。

スボレキサントは、以下の薬剤が併用禁忌である。

- イトラコナゾール、ポサコナゾール、ボリコナゾール（いずれも抗真菌薬）
- リトナビル、ネルフィナビル（いずれも抗HIV薬）
- クラリスロマイシン（マクロライド系抗生物質）

「抗真菌薬＋抗HIV薬＋クラリスロマイシン」で記憶しておこう。なお、これらの薬剤を服用中でもレンボレキサントは処方可能である。

また、上記以外にもジルチアゼム、ベラパミル（いずれもカルシウム拮抗薬）、フルコナゾール（抗真菌薬）といった薬剤にもCYP3Aを阻害する作用がある。これらのCYP3A阻害薬を使用している場合には次の処方が無難である。

処方例

- レンボレキサント(デエビゴ®)2.5mg 1T 1×就寝前

GABA$_A$受容体作動薬やメラトニン受容体作動薬もCYP3A阻害薬により血中濃度が上昇する可能性が指摘されているが、併用禁忌とされているものはない(併用注意薬となっている)。通常の開始用量の半分程度から開始し、増量の際も副作用に注意しながら慎重に増量するのが重要だ。上記に挙げた薬剤のほか、グレープフルーツジュースもCYP3A阻害効果を有するため、注意が必要である。

参考文献

[1] Ohayon MM. Epidemiology of insomnia: What we know and what we still need to learn. Sleep Med Rev. 2002; 6: 97-111.
[2] Ohayon MM, et al. Place of chronic insomnia in the course of depressive and anxiety disorders. J Psychiatr Res. 2003; 37: 9-15.
[3] Kroenke K, et al. The Patient health questionnaire-2: Validity of a two-item depression screener. Med Care. 2003; 41: 1284-1292.
[4] Harvey AG, et al. (Mis) perception of sleep in insomnia: A puzzle and a resolution. Psychol Bull. 2012; 138: 77-101.
[5] 三島和夫. 睡眠薬の適正な使用と休薬のための診療ガイドライン. じほう, 2014.
[6] Burgess HJ, et al. A three pulse phase response curve to three milligrams of melatonin in humans. J Physiol. 2008; 586: 639-647.
[7] Richardson GS, et al. Circadian phase-shifting effects of repeated ramelteon administration in healthy adults. J Clin Sleep Med. 2008; 4: 456-461.
[8] Shimura A, et al. Ultra-low-dose early night ramelteon administration for the treatment of delayed sleep-wake phase disorder: case reports with a pharmacological review. J Clin Sleep Med. 2022; 18: 2861-2865.
[9] Cirignotta F, et al. Zolpidem-polysomnographic study of the effect of a new hypnotic drug in sleep apnea syndrome. Pharmacol Biochem Behav. 1988; 29: 807-809.

[10] Nigam G, et al. The effect of nonbenzodiazepines sedative hypnotics on apnea-hypopnea index: A meta-analysis. Ann Thorac Med. 2019; 14: 49-55.
[11] Lettieri CJ, et al. Effects of a short course of eszopiclone on continuous positive airway pressure adherence: a randomized trial. Ann Intern Med. 2009; 151: 696-702.
[12] Allen RP, et al. Restless legs syndrome/Willis-Ekbom disease diagnostic criteria: updated International Restless Legs Syndrome Study Group (IRLSSG) consensus criteria--history, rationale, description, and significance. Sleep Med. 2014; 15: 860-873.
[13] Vlasie A, et al. Restless legs syndrome: An overview of pathophysiology, comorbidities and therapeutic approaches (Review). Exp Ther Med. 2022; 23: 185.
[14] Takahashi M, et al. Restless legs syndrome augmentation among Japanese patients receiving pramipexole therapy: Rate and risk factors in a retrospective study. PLoS One. 2017; 12: e0173535.
[15] Roehrs T, et al. Sleep, sleepiness, and alcohol use. Alcohol Res Health. 2001; 25: 101-109.
[16] Mancuso CE, et al. Paradoxical reactions to benzodiazepines: literature review and treatment options. Pharmacotherapy. 2004; 24: 1177-1185.
[17] Simpson CA, et al. Acute performance-impairing and subject-rated effects of triazolam and temazepam, alone and in combination with ethanol, in humans. J Psychopharmacol. 2002; 16: 23-34.
[18] Campbell EJ, et al. A sleeping giant: Suvorexant for the treatment of alcohol use disorder? Brain Res. 2020; 1731: 145902.
[19] Brower KJ, et al. Ramelteon and improved insomnia in alcohol-dependent patients: A case series. J Clin Sleep Med. 2011; 7: 274-275.
[20] Van Gastel A. Drug-Induced Insomnia and Excessive Sleepiness. Sleep Med Clin. 2018; 13: 147-159.
[21] Okawa M, et al. Circadian rhythm disorders in sleep-waking and body temperature in elderly patients with dementia and their treatment. Sleep. 1991; 14: 478-485.
[22] Figueiro MG, et al. Long-term, all-day exposure to circadian-effective light improves sleep, mood, and behavior in persons with dementia. J Alzheimers Dis Rep. 2020; 4: 297-312.
[23] Satlin A, et al. Bright light treatment of behavioral and sleep disturbances in patients with Alzheimer's disease. Am J Psychiatry. 1992; 149: 1028-1032.
[24] Ancoli-Israel S, et al. Increased light exposure consolidates sleep and strengthens circadian rhythms in severe Alzheimer's disease patients. Behav Sleep Med. 2003; 1: 22-36.
[25] Elie M, et al. Delirium risk factors in elderly hospitalized patients. J Gen Intern Med. 1998; 13: 204-212.
[26] Kim MS, et al. Comparative efficacy and acceptability of pharmacological interventions for the treatment and prevention of delirium: A systematic review and network meta-analysis. J Psychiatr Res. 2020; 125: 164-176.
[27] Matsuoka A, et al. Evaluation of suvorexant and lemborexant for the prevention of delirium in adult critically ill patients at an advanced critical care center: A single-center, retrospective, observational study. J Clin Psychiatry. 2022; 84: 22m14471.
[28] Xu S, et al. Suvorexant for the prevention of delirium: A meta-analysis. Medicine. 2020; 99: e21043.

Part 6

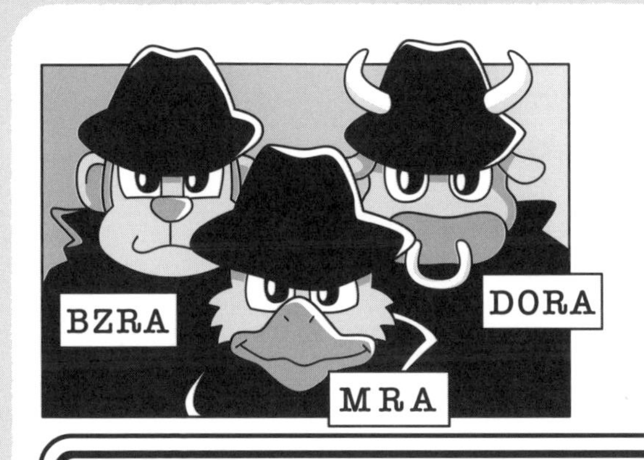

安眠組織「ネロの組織」が
あらわれた！

睡眠薬をどうやめる？

前提：睡眠薬を減量・中止できる状態にありますか？

睡眠薬をやめるための前提として、夜間の不眠症状が消失し日中の心身機能が良好に保たれている（寛解状態である）必要がある。さらに、不眠の寛解後すぐに減薬・休薬を開始するのではなく、ある程度期間を置くことが望ましいとされている[1]。具体的には不眠症状が改善し、日中機能に大きな支障がなくなった後、４〜８週間を経てから減薬・休薬にとりかかる。よく眠れるようになった後、ちょっとしたきっかけで不眠が再燃するケースを思い浮かべると、納得しやすいのではないかと思う。

しかし不眠症状に対し投薬治療を受けていても、睡眠に起因する日中の機能障害はしばしば残存するのである[2]。厳密に当てはめると「それじゃあ私はいつまでたっても睡眠薬をやめられないってことですか？」なんてことになりかねない。

上記はあくまでも目安。「どうしても睡眠薬には頼りたくない！」という患者さんの強い意思を汲んで、減薬にトライするのもよいと思う。もちろんうまくいかないこともあるが、案外すんなり減らせてびっくり、なんてこともある。

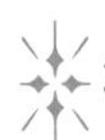

従来のスタンダードな中止法：漸減法と隔日法

もともと睡眠薬といえば$GABA_A$受容体作動薬のことであった。これらの睡眠薬の急な断薬は高頻度に離脱症状（特に反跳性不眠）を引き起こすため、適切な減量方法、特に時間をかけて用量を減らしていく「漸減法」が重要となる。

現時点ではどのような減薬スケジュールが最適なのか、十分なコンセンサスが得られた手法はないが、既報研究のレビューから、ベンゾジアゼピン系睡眠薬では数週間から数か月程度かけて総量の10〜25％を減らすというスケジュール、非ベンゾジアゼピン系睡眠薬では１週間ごとに総量の25％ずつ減量する、というスケジュールが提案されている[3]。ただし「非ベンゾジアゼピン系睡眠薬では１週間ごとに総量の25％ずつ減量する」は、やや急ぎすぎるかもしれない。睡眠薬を減らすことによる不安を感じる患者さんも少なくないことから、現実的には非ベンゾジアゼピン系睡眠薬でも月単位の間隔で減量していく場合が多い。

減量の途中で離脱症状が出現した場合には，いったん離脱の生じた量よりも少し上の量に戻し、再び減量を開始する[4]。精密なピルカッターなどを用いて、１錠→３/４錠→１/２錠→１/４錠と順次減らしていく、なんていうのも手である。

半減期の長い薬剤では離脱症状の出現のピークは数日から１週間後となる[5]ことを踏まえ、少しずつ休薬日を増やしていく手法、「隔日法」を用いることがある。超短時間型の$GABA_A$受容体作動薬を服用している場合には、より半減期の長い$GABA_A$受容体作動薬に置換してから隔日法を用いて減薬をしていく、なんてやり方もある[6]。一般に高用量使用からの中断時に離脱症状が生じやすい[7]ので、現実的にはまずは漸減法で少しずつ減らし、中止を見据えた時点で隔日法を試していく、という形になる。

近年の睡眠薬は反跳性不眠が出にくい！

先述のように、従来、睡眠薬の減薬はかなり慎重に、時間をかけて進めるものだった。しかし、オレキシン受容体拮抗薬やメラトニン受容体作動薬では反跳性不眠は生じにくい[3]ことから、「突然やめる」という選択肢が可能になった。漸減法・隔日法といった固有名詞に対し、このような「突然やめる」手法に当てはまる言葉がないが、ここでは「随時中断法」と呼ぼうと思う。いつでもやめていいですよ、の意である。

随時中断法では「自信があったら、服薬をやめてみてください」と促す。現在の処方で睡眠の問題が目立っておらず、薬を飲まずに寝付けそうであれば、試しに飲まずに床に入ってもらう、というやり方である。

反跳性不眠が生じにくいとはいえ、やはり睡眠薬をやめるとどうにも寝付きづらい、という方もいるので、無理にやめる必要がない点の安心保証をするのが重要である。うまくいかない日もあるけども、繰り返し中断をチャレンジしてもらう。そのため「随時中断法」と呼ぶのが良いのでは、と考えている。中断しても問題がなさそうであれば、そのまま服薬なしで様子を見ていただく。

参考文献

[1] 厚生労働科学研究班日本睡眠学会ワーキンググループ（委員長：三島和夫）．睡眠薬の適正な使用と休薬のための診療ガイドライン．2013.

[2] Fitzgerald T, et al. Residual effects of sleep medications are commonly reported and associated with impaired patient-reported outcomes among insomnia patients in the United States. Sleep Disord. 2015; 2015: 607148.

[3] Watson NF, et al. Alliance for sleep clinical practice guideline on switching or deprescribing hypnotic medications for insomnia. J Clin Med. 2023; 12: 2493.

[4] O'Brien CP. Benzodiazepine use, abuse, and dependence. J Clin Psychiatry. 2005; 66(Suppl 2): 28-33.

[5] Rickels K, et al. Long-term therapeutic use of benzodiazepines: I. Effects of abrupt discontinuation. Arch Gen Psychiatry. 1990; 47: 899-907.

[6] Soyka M. Treatment of benzodiazepine dependence. N Engl J Med. 2017; 376: 1147-1157.

[7] Pétursson H. The benzodiazepine withdrawal syndrome. Addiction. 1994; 89: 1455-1459.

Part 7

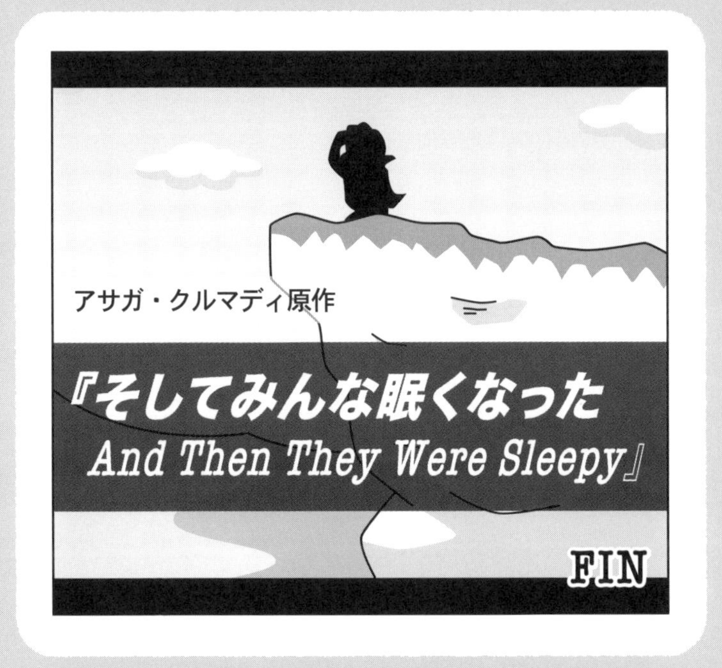

オフレコ！ 適応外処方を出した主治医が考えていそうなこと

適応外処方のメリット・デメリット

適応外処方は、①国内で未承認の医薬品を使用すること、②承認済みの医薬品を、承認されている効能・効果以外の目的で使用すること、の両者を指すことがある。ここでは不眠症治療における②について、すなわち、不眠症以外の病名に保険適用を有する薬剤が、不眠症状に対して使用されているケースを取り上げたい。

これまで紹介してきたように、ベンゾジアゼピン系睡眠薬を中心とした従来型の睡眠薬は様々な副作用リスクがある。不眠症状に対して用いられる適応外処方の一部には、保険適用となる薬剤よりも安全性の面で優れていると考えられるものがある（あるいはそういった場面がある）。また、標準的な不眠症治療が十分に有効でない場合に、一定の根拠のあるその他の治療選択肢を提示できること自体は、患者さんにとってはメリットとなりうる。一方、適応外処方では、標準的な用法・用量、使用上の注意などが十分に確立されていない状態で該当薬剤を使用することとなるし、副作用被害救済制度の救済対象とならないことなど、留意すべきことが多い。適応外処方を推奨しないというスタンスは私も同様である。

そこで、本章では、適応外処方がなされている架空の処方例をいくつか挙げ、その処方がどのような背景で処方されたのか想像し、解説する、という形で紹介したいと思う。適応外処方が一般に推奨されないことから、これまでの成書では、不眠症治療における適応外処方について詳細に解説されたものは非常に少ない。かなり野心的な企画だと思うので褒めてほしい。

事例1　鎮静系抗うつ薬(トラゾドン・ミアンセリン)

使用例

トラゾドン(レスリン®、デジレル®)25mg 1T 1×就寝前

上記は不眠症に対する適応外処方の中で最もよく観察される処方の一つである。トラゾドンは抗うつ薬であるが、ヒスタミンH1受容体、アドレナリンα1受容体やセロトニン5-HT2A受容体への拮抗作用を持ち[1]、その鎮静作用から、一般に使用される睡眠薬と同じように、不眠症状の改善が期待できる[2]。古くから依存や乱用のリスクがあるベンゾジアゼピン系睡眠薬の代替として、使用されてきた薬剤であり[3]、近年の米国の調査によれば未だに不眠症に対して多く使用されている[4]。トラゾドンはうつ病に対し200mgまで使用可能だが、不眠症状に対する効果はあまり用量に依存しない印象がある。実際使用される用量も25～50mgが中心で、100mgを超える用量はあまり見ない。

Part 7

日本ではトラゾドンのほか、四環系抗うつ薬であるミアンセリンも同様の使用がなされることがある。

使用例
ミアンセリン（テトラミド®）10mg 1T 1×就寝前

ミアンセリンは最大60mgまで使用可能だが、トラゾドンと同様に不眠症状に対しては10〜30mg程度が使用されている印象である。副作用としては翌日の眠気や頭痛、ふらつきが挙げられている[3]。

ベンゾジアゼピン系睡眠薬・非ベンゾジアゼピン系睡眠薬はせん妄発現リスクが指摘されている[5, 6]が、トラゾドンやミアンセリンは逆にせん妄リスクが高い患者さんへの鎮静目的にしばしば使用されてきた[7, 8]。

これだけの情報だと、不眠症治療において鎮静系抗うつ薬の使用はとても安全かつ有効な選択肢であるように聞こえてしまうと思う。しかし、その効果が大規模なランダム化比較試験で示されたわけではなく、通常鎮静系抗うつ薬の不眠症に対する使用は米国睡眠医学会のガイドライン上でも推奨されていない[9]。ただ、睡眠薬処方の「型」でも記載したように、同ガイドラインでは、日本では未承認薬である鎮静系抗うつ薬のドキセピンが不眠症治療薬として推奨されており[9]、単純に作用機序だけを考えると、臨床の現場で使用してみる価値があるのではないか、という気がしてくる。

なお、適応外処方であるにもかかわらず、不眠症治療において広く使用されている実態を反映してか、日本のガイドライン[10]では、不眠症の薬物療法において「鎮静系抗うつ薬」の記載がある。

事例2 低用量のミルタザピン

使用例

ミルタザピン(リフレックス®、レメロン®)15mg 0.25〜0.5T 1×就寝前

ミルタザピンも鎮静系抗うつ薬の一つではあるが、あえて分けて紹介することにした。トラゾドンやミアンセリンとは一部異なる特性があるためである。

まずミルタザピンは食欲増進・体重増加の副作用がある[11]。これはトラゾドンやミアンセリンではあまり目立たない特徴である。加えて、ミルタザピンはせん妄を賦活したとの報告[12]もある。個人的な印象を述べるとすると、ミルタザピンはトラゾドンやミア

ンセリンと比べると、良くも悪くもより「抗うつ薬らしい」のである。また抗うつ薬はレストレスレッグス症候群を賦活しうるが、その中でもミルタザピンがより高率であると報告されている[13]ので、不眠症状が下肢不快感に由来ものではないかどうか、事前に十分に聴取する必要がある。

ミルタザピンが不眠症状に対して処方されているのかな、と想像される場面は、上記のようにとても低用量で使用されていることが多い印象がある。それもしばしば不眠症状＋α（例：抑うつ症状や食欲減退への作用など）を期待して処方されていることが多い。不眠症状のみをターゲットとする場合、ミルタザピンは特段の理由なく処方すべきでないと思う。

事例3 クエチアピン

使用例

クエチアピン（セロクエル®）25mg 1T 1×就寝前

クエチアピンは第二世代抗精神病薬の一つであり、ヒスタミンH1受容体、アドレナリンα1受容体やセロトニン5-HT2A受容体への拮抗作用をもつ[14]。

第二世代抗精神病薬の中でも特に抗ヒスタミン作用による鎮静作用が顕著である[14]ため、時に不眠症状に使用されることがある。クエチアピンは25mgであれば、抗精神病薬としては非常に低用量（リスペリドン0.25mgに相当[15]）であり、錐体外路症状などの症状も生じにくい。ただし、クエチアピンもミルタザピンと同様、体重増加・食欲増進の副作用を有する点には留意したい[16]。また、日本ではクエチアピンは糖尿病患者に対する使用は禁忌であるので、注意しなくてはならない。

使用例

クエチアピン(セロクエル®)25mg 1T 1×夕食後

せん妄を呈した高齢者の不眠症状に対し、クエチアピンが上記のように少し早い時間、例えば夕食後に処方されていることがある。一度過活動性せん妄が生じてしまうと低用量の抗精神病薬では鎮静が困難になってしまうため、早めに対応しよう、という意図が見える処方である。クエチアピンのせん妄予防効果については賛否両論ある[17-19]ものの、実臨床の場ではこのように夕食後を中心としたクエチアピンの処方はしばしば試みられる手法である[20]。

クエチアピンは双極性障害に対して有効であるという報告が多く存在する[21]し、大うつ病性障害に対しても用いられる[22]（日本ではクエチアピンの速放剤は統合失調症以外に適応がなく、いずれも適応外処方となる)。これらの精神疾患に併存する不眠症状に対し使用されているケースが少なからずある。一方、原発性不眠症に対する効果は示されておらず[2]、ミルタザピンと同様に、特段の理由なく不眠症状に対して処方すべきでないと思う。

事例4　クロルプロマジン

使用例
クロルプロマジン(コントミン®)12.5mg 1T 1×就寝前

クロルプロマジンは最も古い抗精神病薬であるが、クエチアピンと同様にヒスタミンH1受容体、アドレナリンα1受容体やセロトニン5-HT2A受容体を阻害することによる鎮静作用を有し[14]、不眠症状に対して使用されることがある。統合失調症のほか、躁病や神経症における不安・緊張・抑うつへの適応を持つ薬剤である。

かつてはクロルプロマジン・プロメタジン(抗ヒスタミン薬)・フェノバルビタールの3剤の合剤がベゲタミン® として販売されており、難治の不眠症状に対して処方されてきたため、その名残でクロルプロマジンが不眠症状に対して処方されていることがある（フェノバルビタールによる乱用リスク・過量内服時の致死リスクが考慮され、ベゲタミン® は現在発売されていない）。

定型抗精神病薬であり、錐体外路症状などの副作用が懸念されるので、不眠症状に対しては上記のように低用量で処方されることが多い（繁用される非定型抗精神病薬であるリスペリドンに換算すると、0.125mgにあたる[15]ので、とても低力価であることがわかる）。抗コリン作用が懸念されるが、低用量ではそこまで目立たないため、クエチアピンの代替として、特にクエチアピンの使用が禁忌となっている糖尿病併存例で使用されることがある。とはいえ、クエチアピンと同様に、特段の理由なく不眠症状に対して処方すべきではないと思う。

事例5　睡眠・覚醒相後退障害に対する低用量アリピプラゾール

使用例

アリピプラゾール（エビリファイ®）1 mg　1 T　1 ×朝食後

アリピプラゾールは非定型抗精神病の一つである。これまで挙げたクエチアピン、クロルプロマジンが鎮静作用を期待して処方されていたことを考えると、この処方はかなりニュアンスが異なる。睡眠・覚醒相後退障害に生じる入眠困難・起床困難に対し、起床困難を改善させることで、二次的に入眠困難をも改善させようというアプローチである。

近年、睡眠・覚醒相後退障害に対して低用量（0.5～3 mg）のアリピプラゾールを使用した症例について、多く報告されるようになった[23, 24]。低用量アリピプラゾールは「効果がある人には劇的に効果がある」といった感じで、起床困難の劇的な改善が見られることがあるので、ここ最近は実臨床においてもよく試みられている。私自身も非24時間睡眠・覚醒リズム障害かつうつ病の患者さんに低用量アリピプラゾールを使用し、著効したケースを報告した[25]が、低用量アリピプラゾールは鎮静作用を有する薬剤と異なり、数日から数週間以上使用してから効果を発現する印象がある。定常状態になってから効果が出てくる、といえるかもしれない。したがって、服用時間は朝でも夜でもよく（とはいえどちらかに統一したほうがよいのではないかと思う）、副作用に配慮しながら服用するのがよいのではないかと考えている（稀に不眠症状や日中の眠気の訴えがあるため）。

事例6 クロナゼパム

使用例

クロナゼパム(リボトリール®、ランドセン®)0.5mg 1T 1×就寝前

ベンゾジアゼピン系の抗てんかん薬であるクロナゼパムは、不眠症に対する適応を有していないが、しばしば上記のように不眠症状に対して処方される場面を散見する。

クロナゼパムは不眠だけでなく、睡眠関連歯ぎしりやレストレスレッグス症候群も含めた様々な睡眠障害に対し使用されてきた歴史を持つ[26]。夜間就寝中の大声の寝言や体動を特徴とするレム睡眠行動障害においては今でも推奨される薬剤である[27]。レストレスレッグス症候群に対するクロナゼパム使用について、現在は推奨されていない[28]が、実臨床では、なぜだかわからないがよく効いてしまうことがある。これはベンゾジアゼピンであるがゆえかもしれない。

クロナゼパムは半減期が約27時間と比較的長いベンゾジアゼピンであり、ふらつきや転倒、翌日への持ち越し（眠気や集中力の低下）が出現しやすい。また依存のリスクや記憶障害、せん妄発現リスクについても、他のベンゾジアゼピンと同様に注意する必

要がある。

事例7 プレガバリン

使用例

プレガバリン(リリカ®)25mg 2T 1×就寝前

プレガバリンは末梢神経障害性疼痛や線維筋痛症に適応を有する薬剤である。プレガバリンは$GABA_A$受容体と構造的に類似しているが、$GABA_A$受容体に直接作用することはなく、α2δサブユニットでシナプス前電位依存性カルシウムチャネルに結合することで興奮性神経伝達物質の放出を減少させ、鎮痛作用をもたらす（そのためα2δリガンドと呼ばれる）[29]。

適応外処方となるが、プレガバリンは全般性不安症への効果が指摘されている（ただしその場合150〜300mg以上、と比較的高用量で使用するので注意）[30]。全般性不安症は診断基準にもあるように、不眠症状が高率に併存するので、ある意味合目的的であるといえる。その他、神経因性疼痛・レストレスレッグス症候群、部分てんかん発作と関連した睡眠障害に有効であるとの報告がある[31]。

健康成人を対象とした試験においてプレガバリンにより客観的睡眠指標の改善が指摘されており[32]、不眠症状に対して処方されている場面があるかもしれない。プレガバリンは眠気、めまい、ふらつきが生じることがあり[29]、就寝前に25mg程度から開始されることが多い薬剤である。ただしある程度の用量を使用しないと不眠症状には効果がないかもしれない（プレガバリンが治療抵抗性の不眠症に有効だったとの報告でも75～300mgが使用されている[33]）。したがって使用例のような中途半端な用量が不眠に有効であった場合には、プラセボ効果も念頭に置いたほうがよいと思われる。

事例8　ガバペンチン

使用例

ガバペンチン(ガバペン®)200mg 1T
クロナゼパム(リボトリール®)0.5mg 1T 1×就寝前

ガバペンチンは抗てんかん薬の中でも「他の抗てんかん薬で十分な効果が認められないてんかん患者の部分発作に対する抗てんかん薬との併用療法」に適応を有する薬剤である。ガバペンチンもプレガバリンと同様に、α2δリガンドとして疼痛への作用を有する[29]。そのため、現在ガバペンチンは神経障害性疼痛につい

Part 7

ても保険適応となっている。

プレガバリンと異なり、ガバペンチンの全般性不安症に対する効果の報告は現時点では少ない（ケースレポートがあるのみ）[34]。ガバペンチンの原発性不眠症患者への有効性を示唆した報告[35]はあるが、プラセボ対象比較試験ではないことから一般的には推奨の対象とはなっていない[9]。一方、疼痛やアルコール使用障害、レストレスレッグス症候群などに付随する睡眠障害を対象とした複数の試験のメタアナリシスでは、ガバペンチンが不眠症状に有効である可能性が示唆されており[36]、適応外処方として実臨床で使用される理由の一つとなっていると考えられる。ただしプレガバリンと同様で、これらの試験での使用量は600～3,600mgとかなり高用量である。ガバペンチンもプレガバリンと同様、眠気、めまい、ふらつきが生じやすい[29]点には留意する必要がある。

上記使用例（200mg）は中途半端な用量であり、もし効果があったとしてもプラセボ効果かもしれない。また上記使用例では、クロナゼパムと併用されているが、これは「他の抗てんかん薬と併用する必要がある」という日本の診療報酬における支払いルールを遵守した結果であると考えられる（なお、神経障害性疼痛に対して使用する場合は単剤での処方が可能である）。

事例9 クロニジン

使用例

クロニジン（カタプレス®）75μg 2T 1×就寝前

クロニジンは選択的アドレナリンα2受容体作動薬であり、血管を拡張させ血圧を低下させる降圧薬である。一方、精神科領域においては注意欠如多動症（ADHD）、心的外傷後ストレス障害（PTSD）、トゥレット症候群などに対して使用されてきた薬剤である[37]。日本での適応はないが、米国ではADHDに対して使用される（クロニジンの徐放剤が米国食品医薬品局の認可を受けている）。

クロニジンは鎮静作用を有する。ADHDに併存する不眠への効果が示唆されている[38]ほか、PTSD患者の悪夢に有効である可能性が指摘された[39]。極めつけは近年の観察研究で、慢性疼痛に併存する不眠に対し、クロニジン200μgが非ベンゾジアゼピン受容体作動薬であるゾピクロン7.5mgよりも有効であったと報告されたことである[40]。クロニジンは歯ぎしりに対して効果があったとの報告（ここではクロニジン300μgが使用された）[41]もあり、非常にユニークな薬剤であるといえる。

高血圧はcommon diseaseであるがゆえに、保険適用条件内で使用されている場面もあるかもしれない。翌日の眠気やめまい、疲労感などが生じやすいほか、高齢者では転倒リスクにも留意する必要があるため、低用量からの使用が原則となる。

おわりに：適応外処方全般に対する構え

繰り返すが、私は適応外処方を推奨しているわけではない。ガイドラインに沿った、標準的な治療を第一とすべきである。

以前は、睡眠薬といえば$GABA_A$受容体作動薬しかなかったので、副作用リスクを考えると鎮静系抗うつ薬のほうがベターかもしれないな、という場面が多かったのは事実である。しかし現在、そのような場面の多くはオレキシン受容体拮抗薬で対応可能となった。したがって、適応外処方を検討する場面は「現在使用可能な睡眠薬を一通り試して、それでも治療に難渋する場合」に限定されるだろう。非専門医であれば、そのようなケースであえて適応外処方を試すのではなく、精神科専門医や睡眠医療の専門医などに紹介するのがよいのではないかと思う。どうしても適応外処方を試したい、そういう場面では、副作用や効果の不確実性などのリスクを十分に説明し、患者さんの同意を得ることが必要不可欠である。

今回、紹介したいくつかの薬剤に対して、「特段の理由なく処方すべきでないと思う」と書いた。ただし逆に言えば、何らかの意図をもって該当する薬剤が処方された可能性がある、とも言える。例えば引き継ぎなどで、出したくもない適応外処方を継続しなければならない場面があるかもしれない。しかし、明らかな有害事象がある場合を除き、適応外処方だったとしても、急な減量・中止には慎重となるべきである。減らす場合は患者さんの意見を聞きながら、少しずつ減量していくのが基本となる。判断に迷った場合は、やはり専門医に相談するのがよいだろう。

参考文献

[1] Stahl SM. Mechanism of action of trazodone: A multifunctional drug. CNS Spectr. 2009; 14: 536-546.

[2] De Crescenzo F, et al. Comparative effects of pharmacological interventions for the acute and long-term management of insomnia disorder in adults: A systematic review and network meta-analysis. Lancet. 2022; 400: 170-184.

[3] Bossini L, et al. Off-label trazodone prescription: evidence, benefits and risks. Curr Pharm Des. 2015; 21: 3343-3351.

[4] Pochiero I, et al. Real-world characteristics and treatment patterns of patients with insomnia prescribed trazodone in the United States. Clin Ther. 2022; 44: 1093-1105.

[5] Mangusan RF, et al. Outcomes associated with postoperative delirium after cardiac surgery. Am J Crit Care. 2015; 24: 156-163.

[6] Marcantonio ER, et al. The relationship of postoperative delirium with psychoactive medications. JAMA. 1994 ; 272: 1518-1522.

[7] Kawano S, et al. Trazodone and mianserin for delirium: A retrospective chart review. J Clin Psychopharmacol. 2022; 42: 560-564.

[8] Izuhara M, et al. Real-world preventive effects of suvorexant in intensive care delirium: A retrospective cohort study. J Clin Psychiatry. 2020; 81: 20m13362.

[9] Sateia MJ, et al. Clinical practice guideline for the pharmacologic treatment of chronic insomnia in adults: An American Academy of Sleep Medicine Clinical Practice Guideline. J Clin Sleep Med. 2017; 13: 307-349.

[10] 厚生労働科学研究班日本睡眠学会ワーキンググループ（委員長：三島和夫）．睡眠薬の適正な使用と休薬のための診療ガイドライン，2013.
[11] Anttila SA, et al. A review of the pharmacological and clinical profile of mirtazapine. CNS Drug Rev. 2001; 7: 249-264.
[12] Bailer U, et al. Occurrence of mirtazapine-induced delirium in organic brain disorder. Int Clin Psychopharmacol. 2000; 15: 239-243.
[13] Kolla BP, et al. The influence of antidepressants on restless legs syndrome and periodic limb movements: A systematic review. Sleep Med Rev. 2018; 38: 131-140.
[14] Kondej M, et al. Multi-target approach for drug discovery against schizophrenia. Int J Mol Sci. 2018; 19: 3105.
[15] Inada T, et al. Psychotropic dose equivalence in Japan. Psychiatry Clin Neurosci. 2015; 69: 440-447.
[16] Rasmussen H, et al. Neocortical serotonin2A receptor binding predicts quetiapine associated weight gain in antipsychotic-naive first-episode schizophrenia patients. Int J Neuropsychopharmacol. 2014; 17: 1729-1736.
[17] Kim Y, et al. Efficacy of low-dose prophylactic quetiapine on delirium prevention in critically ill patients: A prospective, randomized, double-blind, placebo-controlled study. J Clin Med. 2019. 9: 69.
[18] Thanapluetiwong S, et al. Efficacy of quetiapine for delirium prevention in hospitalized older medical patients: A randomized double-blind controlled trial. BMC Geriatr. 2021; 21: 215.
[19] Hawkins SB, et al. Quetiapine for the treatment of delirium. J Hosp Med. 2013; 8: 215-220.
[20] Noda Y, et al. Drug treatment for patients with postoperative Delirium and consultation-liaison psychiatry in Japan: A retrospective observational study of a nationwide hospital claims database. ACE. 2021; 3: 116-126.
[21] Sanford M, et al. Quetiapine: A review of its use in the management of bipolar depression. CNS Drugs. 2012; 26: 435-460.
[22] Wang SM, et al. Second generation antipsychotics in the treatment of major depressive disorder: An update. Chonnam Med J. 2016; 52: 159-172.
[23] Omori Y, et al. Low dose of aripiprazole advanced sleep rhythm and reduced nocturnal sleep time in the patients with delayed sleep phase syndrome: An open-labeled clinical observation. Neuropsychiatr Dis Treat. 2018; 14: 1281-1286.
[24] Konishi N, et al. Efficacy of a combination therapy for difficulties waking up in non-school-attending students. J Clin Med. 2022; 11: 3271.
[25] Matsui K, et al. Effect of aripiprazole on non-24-hour sleep-wake rhythm disorder comorbid with major depressive disorder: A case report. Neuropsychiatr Dis Treat. 2017; 13: 1367-1371.
[26] Raggi A, et al. Clonazepam for the management of sleep disorders. Neurol Sci. 2023; 44: 115-128.
[27] Howell M, et al. Management of REM sleep behavior disorder: An American Academy of Sleep Medicine clinical practice guideline. J Clin Sleep Med. 2023; 19: 759-768.

[28] Garcia-Borreguero D, et al. The long-term treatment of restless legs syndrome/Willis-Ekbom disease: Evidence-based guidelines and clinical consensus best practice guidance: A report from the International Restless Legs Syndrome Study Group. Sleep Med. 2013; 14: 675-684.
[29] Patel R, et al. Mechanisms of the gabapentinoids and $\alpha 2 \delta$-1 calcium channel subunit in neuropathic pain. Pharmacol Res Perspect. 2016; 4: e00205.
[30] Baldwin DS, et al. Pregabalin for the treatment of generalized anxiety disorder: An update. Neuropsychiatr Dis Treat. 2013; 9: 883-892.
[31] Roth T, et al. A review of the effects of pregabalin on sleep disturbance across multiple clinical conditions. Sleep Med Rev. 2014; 18: 261-271.
[32] Hindmarch I, et al. A double-blind study in healthy volunteers to assess the effects on sleep of pregabalin compared with alprazolam and placebo. Sleep. 2005; 28: 187-193.
[33] Cho YW, et al. Effects of pregabalin in patients with hypnotic-dependent insomnia. J Clin Sleep Med. 2014; 10: 545-550.
[34] Melaragno AJ. Pharmacotherapy for anxiety disorders: From first-line options to treatment resistance. Focus (Am Psychiatr Publ). 2021; 19: 145-160.
[35] Lo HS, et al. Treatment effects of gabapentin for primary insomnia. Clin Neuropharmacol. 2010; 33: 84-90.
[36] Liu GJ, et al. Efficacy and Tolerability of gabapentin in adults with sleep disturbance in medical illness: A systematic review and meta-analysis. Front Neurol. 2017; 8: 316.
[37] Naguy A. Clonidine use in psychiatry: Panacea or panache. Pharmacology. 2016; 98: 87-92.
[38] Barrett JR, et al. To sleep or not to sleep: a systematic review of the literature of pharmacological treatments of insomnia in children and adolescents with attention-deficit/hyperactivity disorder. J Child Adolesc Psychopharmacol. 2013; 23: 640-647.
[39] Kinzie JD, et al. Clonidine in Cambodian patients with posttraumatic stress disorder. J Nerv Ment Dis. 1989; 177: 546-550.
[40] Bamgbade OA, et al. Clonidine is better than zopiclone for insomnia treatment in chronic pain patients. J Clin Sleep Med. 2022; 18: 1565-1571.
[41] Huynh N, et al. The effect of 2 sympatholytic medications-propranolol and clonidine-on sleep bruxism: experimental randomized controlled studies. Sleep. 2006; 29: 307-316.

索引

欧文・数字・記号

あ行

か行

さ行

た行

な行

は行

ま行

や行

ら行

[著者プロフィール]

松井健太郎

(まつい・けんたろう)

国立研究開発法人国立精神・神経医療研究センター病院臨床検査部医長
同病院睡眠障害センター長

1984年新潟県佐渡市生まれ。静岡県浜松市・神奈川県横浜市育ち。
2009年東北大学医学部卒業。初期研修の後、東京女子医科大学精神医学講座に入局。精神科専門医、睡眠学会専門医。
あまり医学に興味がなかった。断れず部活を掛け持ち(サッカー部とスキー部)していたはずが、ストリートダンスにのめり込む。しかし無名だった頃のshojiくん(s**t kingz)に、「医学生ならもっと真面目に勉強しろ」と真剣に怒られる。下手くそなりにがんばったので、"東京ガールズコレクション"で踊ったりはした(いい思い出)。すてきな仲間やお師匠さま方に出会えたおかげでなんとか医者を続けている。

眠りのメェ〜探偵
睡眠薬の使い方がよくわかる

2024年1月1日　第1版第1刷 ©

著　者　松井健太郎　MATSUI, Kentaro

発行者　宇山閑文

発行所　株式会社金芳堂

〒606-8425 京都市左京区鹿ケ谷西寺ノ前町34番地
振替　01030-1-15605
電話　075-751-1111（代）
https://www.kinpodo-pub.co.jp/

イラスト　YAGI
組版・装丁　HON DESIGN
印刷・製本　シナノ書籍印刷株式会社

落丁・乱丁本は直接小社へお送りください．お取替え致します．

Printed in Japan
ISBN978-4-7653-1974-4